未来を救う「波動医学」

瞬時に診断・治療し、痛みも副作用もない

船瀬俊介

共栄書房

未来を救う「波動医学」——瞬時に診断・治療し、痛みも副作用もない◆目　次

プロローグ　生命は、波動エネルギーだ……9
――生命は波動で生まれ、波動で営まれる

第1章　見よ！　生命を生み出す「波動」の神秘
――細胞・組織……身体は、固有周波数で生まれる

1　水の固有周波数が生み出す生き物のカタチ……30
2　固有周波数は、宇宙エネルギー受信のため……36
3　「発生」「治癒」「再生」……周波数が決定する神秘……41
4　傷はこうして治癒し、トカゲはこうして再生する……45
5　生命波動の乱れを「調整」、ホメオパシーも波動医学だ……49
6　生命も存在も波動であり、物質は存在しない……53
7　生命発生はソマチッドの「吸気」現象である……55
8　「波動診断」の先駆者、森下敬一博士……58
9　「ベッカー理論」は聞くな！「千島・森下学説」は言うな！……62

第2章 〝命〟の現象は、すべて〝波〟の現象だ
――誕生、成長、感情、祈り……すべては波動の現れ

1 あらゆる存在物は、すべて振動している……70
2 胎児は羊水に浮かび、宇宙エネルギーを受ける……72
3 「心音療法」は、音響療法の原点である……75
4 波動療法は、乱れた波動を整え幸福にする……79
5 自然な音は、人も、植物も幸せにする……82
6 体に「良い音」「悪い音」「危険な音」……87
7 波長が「合う」人、「合わない」人とは？……90
8 心情の波動は、似たものを引き寄せる……92

第3章 「宇宙」「存在」「生命」――神秘は波動が解明
――ミクロからマクロまで、危機は電磁波汚染にある

1 宇宙は〝見えない力〟電磁場で満ちている……96
2 危険な電磁波汚染で人類絶滅が迫る……99
3 見よ！ 電磁波の恐るべき10大有害性……101

4　有害メカニズムを解明！「サイクロトロン共鳴」……104
5　〝夢の超特急〟の正体は、走る〝発ガン装置〟……120
6　人工波動で人類の脳を操《あやつ》る奴らがいる……122
7　大衆を狂信的にして支配する〝悪魔の周波数〟……125
8　電気療法――鍼灸や手当て療法にも通じる……130
9　鍼灸も手当ても、原理は波動療法である……134
10　母なる地球の〝ささやき〟「シューマン共振」……137

第4章　瞑想からメタトロンまで、波動医学のパイオニアたち
――太古のヨガも最先端装置も原理は同じ

1　古代ヨガの呼吸×瞑想は波動医学のルーツ……142
2　「経絡」「チャクラ」は氣のネットワーク……144
3　心で強く思えば「念波」で心身も変わる……146
4　地球の裏側でも治す「遠隔気功」の神秘……148
5　ガン100％完治させ、抹殺されたライフ博士の悲劇……154
6　発ガン・ウィルス発見！　波動で殲滅《せんめつ》成功！……158
7　驚異の治癒率85％――ドイツ波動医学の挑戦……164

8 生命エネルギー（氣）の流れを回復させる……167
9 ただ、ゆったりと椅子に30分座るだけ……169
10 地磁気の乱れ、電磁波汚染……身の回りに注意！……171
11 〝ガンの家〟の謎を解くジオパシック理論……172
12 全世界で弾圧を超え、波動医学は復活！……176
13 セラピーを普及させた熱血女性は獄中死……177
14 不当な裁判に見事勝利したジョージ・デラワー……180
15 東洋の「経絡」診断を、最新センサーで行なう……182
16 人体・各臓器などの「固有周波数」３５００種を特定！……183
17 人体から発する光を測定し、診断に応用する……185
18 太陽の可視光線は生命波動の基礎である……186
19 身体のより深部を波動刺激する……187
20 脊髄から命の響きを聴く「音響免疫療法」……189
21 音振動で病気を癒し、生命を活性化……194
22 身体全体を揺すぶる迫力満点のオーディオ体験……199
23 超音波波動で骨量は再生、増大する……201
24 インプラントに替わる天然素材の人工歯根……203

第5章　黙殺、弾圧、暗殺……研究者を襲った医療マフィア
――真に病気を治す技術、医者は許さない！

1　地球は〝双頭の悪魔〟に支配されてきた……210
2　ただ戦慄……ライフ博士へ弾圧の冷酷非道……212
3　資料を盗まれ、顕微鏡は破壊、研究所に放火……214
4　酒と精神安定剤の過剰摂取で死亡……享年83歳……217
5　ロックフェラーに毒殺された食事療法の父……219
6　20人の警察官が急襲、逮捕！　AWG弾圧事件……224
7　見よ！　乳房再生――AWGの奇跡……229
8　STAP細胞はあった！　マスコミよ懺悔《ざんげ》せよ！……232
9　ソマチッドを発見した学者の数奇な運命……234
10　「ネサンに正義を！」裁判で無罪を勝ち取る……238
11　学界、政界、警察、メディア……さらにCIA……240

第6章　「波動医学」の礎《いしずえ》　千島・森下学説
――「食は血となり肉となる」真理を医者は知らない

1　断食で体細胞は血球細胞から栄養素に変化する……246
2　病巣が自己融解……！　ファスティングこそ再生医療だ……248
3　宇宙・生命エネルギーは波動・ラセン運動である……251
4　不食の人は宇宙エネルギー（プラナ）で生きる……254
5　4次元のラセン運動が3次元に物質化する……256
6　試験管内と生体内のソマチッド変化は異なる……257
7　ガン細胞は分裂しない、血球細胞が変化しただけ……260
8　ソマチッドは、心地よい波動に反応する……263
9　微小生命体は、超能力者で、超感覚能力を持つ……265
10　自然な水の音にソマチッドは大喜びする……267

第7章「メタトロン」……未来を救う波動測定装置
――超高速コンピュータで「測定」「調整」即完了

1　勘と経験の診断から、コンピュータの超速診断へ……270
2　ロシア波動医学の結晶「メタトロン」誕生……272
3　現代医学は沈むドロ船、「波動」「断食」にシフトせよ……274
4　5〜20分で、臓器799カ所をサーチ……276

5　各臓器の健康度を6段階チェック！　調整も可能……279
6　波動で測定し、波動で調整！　それは病院も救う！……281

エピローグ　「波動」と「断食」は、新医学の二本柱……285
――「バイブレーション」と「ファスティング」が人類の未来を救う！

問い合わせ先一覧……291
主な参考文献……292

プロローグ　生命は、波動エネルギーだ
——生命は波動で生まれ、波動で営まれる

「生命」とは何か？

それは「エネルギー」です。

「生命エネルギー」とは何か？

それは「波動エネルギー」です。

「生命体」とは「波動エネルギー体」なのです。

●「修復」「活動」「生殖」と波動エネルギー

生体と物体は、どうちがうのでしょう？

生命には、自らを正常に保とうとする力が存在します。それが、ホメオスタシス（生体恒常性維持機能）です。生命体には、常に「恒常性」を「維持」しようとする「機能」が内在するのです。これは、無生物（物体）には存在しない機能です。

このはたらきが、自然治癒力の根源です。

生体は傷ついたり、病んだりしても、それを自ら修復する作用があるのです。

生命体は、様々な生命活動を営んでいます。

自らと同じものを生み出す機能が備わっています。生殖能力です。

生命体を特徴づけるものは「修復」「活動」「生殖」といえます。

三大特徴すべてに波動エネルギーが、関わっているのです。

本書は、その驚くべき実態を明らかにしていきます。

●治癒を否定 〝医学の父〟の誤謬《ごびゅう》

「医学」とは、生命を癒《いや》し、治す学問です。

だから、生命の基本原理を熟知していなければなりません。

医学には、大きく東洋医学と西洋医学の２つの流れがあります。

現代医学の主流は、西洋医学です。東洋医学は、徹底排除されています。

西洋医学は、生命を物体ととらえています。それが「機械論」です。近代医学は、この生命「機械論」から出発しているのです。つまり、生命体も、所詮《しょせん》は物質にすぎず、それは――精巧な機械のようなものだ――という発想です。

その開祖は、ルドルフ・ウイルヒョウ（**写真1**）。〝近代医学の父〟と称えられています。

その医学の父は、こう断言したのです。

「もともと物体にすぎない生体に、自ら治る神秘的な力など存在しない」

「病気や怪我を治すのは、われわれ医師であり、医薬であり、医術である」

これが、人体「機械論」の主張です。

ここで、だれもがその過ちに気づくはずです。

この〝医学の父〟は、傲慢《ごうまん》にも人体に備わった自然治癒力まで、否定してのけたのです。

あなたは、台所などで手を切ったことはあるでしょう。

痛くて、血が出ます。しかし、1週間もたてば、傷はうそのように消え失せています。

いったい、だれが治したのでしょう？　それは、人体に備わった自然治癒力です。

それは、いうまでもなく、生体の根本原理ホメオスタシスがはたらいたのです。

ウイルヒョウは、その生命の根本原理すら、否定してしまったのです。

写真1　■自然治癒力まで否定した“医学の父”　ルドルフ・ウイルヒョウ（1821～1902）

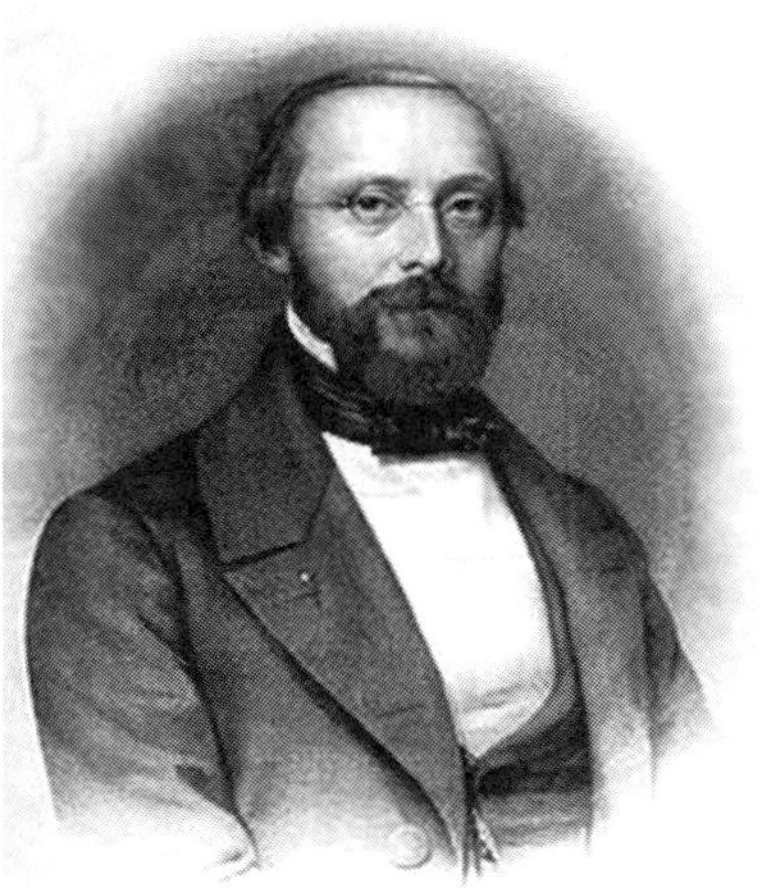

（出典：『隠された造血の秘密』より）

それは、致命的過ちというしかありません。

つまり、ウイルヒョウを祖とする近代医学は、根本的過ちを犯したまま現代にいたるのです。

●現代の悪魔教ウイルヒョウの呪い

だから、現代の大学医学教育でも、自然治癒力を教える講座は、1時間も存在しません。

もともと「自然治癒力など、存在しない」と、〝医学の父〟が断言したのですから、当然です。大学医学部で、自然治癒力など教えるわけにはいかない。

これを、俗に「ボタンのかけちがい」といいます。

こうしてウイルヒョウ以来、200年近くたって、いまだに「ボタンのかけちがい」は進んでいます。そもそも、始まりが決定的にまちがえていたのです。

ウイルヒョウの過ちを認め、正さないかぎり、現代医学の過ちは永遠に続きます。

生命の根本原理から、外れているのです。現代医学が、患者を治せず、殺してばかりいるのも当然です。われわれは、この眼のくらむような現実を、まず学ぶ必要があります。

〝医学の父〟ウイルヒョウは、ベルリン大学学長以下、様々な要職を歴任し、まさに当時のドイツ医学界において、神の座に等しいくらいの地位を独占していたのです。

その〝医学の神〟が唱える生命「機械論」に対して、だれ一人反駁《はんばく》も許されなかった。

こうして、ウイルヒョウ理論は、現代医学の中枢教義（セントラルドグマ）として、いまだ医学教科書の最高位に君臨しています。

あらゆる医学者、研究者は、その神殿にぬかづき、跪拝《きはい》しているのです。

その神殿に祠られているのは、生命を根本から見誤った〝医学の神〟の御神体なのです。

まさに、現代医学の医師、看護師、研究者から医療行政官、政治家まで、この〝ウイルヒョウの呪い〟に囚《とら》われています。

まさに、それは「現代の悪魔教」以外の何者でもありません。

●9割医療が消えれば人類は健康に！

「現代医学の神は〝死神〟であり、病院は〝死の教会〟である」

痛烈に現代医学の悪魔性を暴いたのが、ロバート・メンデルソン博士（米、小児科医）です（『こうして医者は嘘をつく』三五館）。

さらに博士は「現代医学は1割の救命医療しか評価できず、残り9割の慢性病には無力で、悪化させ、死なせている」と断罪します。さらに「医療の9割が地上から消え失せれば、人類は間違いなく健康になれる」と断定。「それは、私の信念である」と結んでいる。

博士は、その根拠として「イスラエル全土で病院がストをしたら死亡率が半減し、再開したら元に戻った」という実例をあげている。

つまり「人類の半数は病院で殺されている」という衝撃の事実……。

しかし、この驚愕事実も、ほとんどの人には知らされていない。

なぜなら、現代医療の利権を支配する悪魔的〝闇の勢力〟は、政治も、教育も、メディアも完全支配しているからだ。〝かれら〟は、日本で50兆円、全世界で1000兆円と推計される医療利権を完全掌握している。だから、一切の批判は許さない。

●ロックフェラーは薬を飲まない

〝闇の勢力〟の正体をここで明らかにしよう。それは、ロックフェラー財閥に代表される国際医療マフィアである。しかし、人類の99％は、いまだに、この悪魔的支配者の存在にも、まったく気づいていない。まさに、家畜並みの隷属に貶《おとし》められている……。

医療マフィアの筆頭ロックフェラー一族は、クスリは飲まず、医者も近付けない。身近に置くのは、自然医療医ホメオパスのみ。なぜなら、クスリは人類という〝家畜用〟で、病院は有料屠殺場であり、医師はその職員にすぎない……ことを熟知しているからである。

そして、〝かれら〟1%のセレブがかかる治療医が行なうホメオパシーは、まさに波動により自然治癒力を高める波動療法なのである（参照、拙著『ロックフェラーに学ぶ悪の不老長寿』ビジネス社）。

〝かれら〟は、現代医療が、病気を治せないウイルヒョウの呪いに呪縛された〝悪魔教〟に過ぎないことを、とっくの昔に知っている。なぜなら、悪魔教を全世界に普及させ、人類を〝洗脳〟し、膨大な命と金を奪い尽くしてきた張本人たちだからだ。

日本でも、世界でも、医療費はロケットのように増え続け、病人も、患者も、天井知らずで増え続けている。そして、病院で殺される犠牲者も、また爆発的に増え続けている……。

なのに、人々は、自分たちが家畜というより虫けらなみに、騙され、苦しめられ、殺戮《さつりく》されている……という現実に、まったく気づかない。

背筋の凍る壮絶なる悲喜劇……それは、いまだ、全世界で今日も進行中である。

目覚めてほしい。

●「機械論」は誤り、「生気論」が正しい

このように現代医学は、詐欺と殺戮《さつりく》に塗られています。

その戦慄の悲劇から、人類を救う新しい医学が、焦眉《しょうび》の急です。

私たちは、新医学を宣言し、主張してきた。

1つはファスティング（断食）です。そして、もう1つがバイブレーション（波動）なのです。

波動医学こそ、人類を救う未来医療の2本柱の1つである、と確信します。

悪魔教の教祖ウイルヒョウが主張した「機械論」――。

それに対して、もう1つの生命論がありました。

それが「生気論」です。

それは、ギリシャの医聖ヒポクラテス以来、ヨーロッパでも、連綿として受け継がれてきた生命観だったのです。しかし、悪魔の使いウイルヒョウによって、それは打ち砕かれました。

「生気論」とは、読んで字のごとく、生命とは目に見えない力「生気」によって支配されている……という考えです。

それは「化学や物理学でも証明できない神秘的な存在である」と「生気論者」たちは主張したのです。それを、ウイルヒョウら「機械論者」らは、「ならば、〝生気〟なる存在を科学的に説明してみよ」と無理難題で迫ったのです。

そうして、返答に窮した「生気論者」を、それ見たことかとあざ笑い、「生気論破れたり」と勝手に勝利宣言してしまった……。

しかし、自然治癒力など、いまだ生命現象は神秘のベールに覆われています。

むろん、「生気論」は、自然治癒など神秘的な生命現象から発しています。

結論からいえば、現代医学を席巻した「機械論」は、根本的に誤りで、「生気論」こそが正しかったのです。

●現代医学は、まるで「裸の王様」

いまや、子どもでもわかる結論です。

しかし、いまだ、医学界では「機械論」と「生気論」を論じることすらタブーです。

いったん議論の俎上にあげれば、幼稚な「機械論」の敗北は、火を見るより明らかだからです。

だから、大学医学部でも、医学界でも、「機械論」の欠陥には、だれも一切言及しない。

滑稽ですね。私は、これら現状を見ると、寓話「裸の王様」を思い浮かべてしまいます。

王様も、側近たちも、王は絢爛《けんらん》な衣装をまとっている……と必死で思い込んでいる。

しかし、街に出ると純真なまなざしの子どもたちが、はやすのです。

「ヤァーイ！　王様は裸だ！」

ハッと我に帰った王様と家臣たちは、赤恥をかいて、ほうほうのていで、お城に逃げ返った……というおハナシ。

現代医学は、まさにこの喜劇のレベルに堕落しています。

しかし、喜劇並みの無知蒙昧《むちもうまい》な医学にかかる患者たちは、たまったものではありません。

猛毒のクスリで〝毒殺〟され、不要な手術で〝斬殺〟され、危険な放射線で〝焼殺〟されている……。

まさに、阿鼻叫喚《あびきょうかん》この世の地獄……。

メンデルソン博士が告発したとおり、医学の神は〝死神〟であり、病院は〝死の教会〟なのです。しかし、医療マフィアが完全支配する教育（狂育）や報道（呆道）で、騙された99％の大衆は、自らが家畜レベルで騙され、屠殺されていることに気づかない。

まさに、現代の大衆〝洗脳〟おそるべし……。

●氣（バイタル・フォース）の存在

では、人類救済の道はあるのか？

新しい医学の進む道はあるのか？

あります。それが、波動医学の道なのです。

冒頭で「生命エネルギーは、波動エネルギーである」と述べています。

さらに「生命体」は「波動エネルギー体」である、と断定しています。

この真理に、早くから気づいていたのが、東洋医学です。

東洋医学は、生命を活かす波動エネルギーを「氣」と呼んできました。

それは、英語で〝バイタル・フォース〟と呼ばれます。まさに〝生気〟のことです。ウイルヒョウら「機械論」による理不尽な攻撃と中傷で、闇に葬られてきた〝生気〟が、いま復活してきたのです。

大ヒットのＳＦ映画『スター・ウォーズ』でも、〝フォース〟としておなじみ。それだけ、欧米人にすら、「氣」（バイタル・フォース）は、身近な存在として感じられるようになっています。

「氣」（波動エネルギー）の科学的解明が、現在、急速に進んでいます。

マクロは宇宙、ミクロは量子まで、あらゆる存在は、波動エネルギーによって司《つかさど》られています。

●生命体は「波動」で生まれる

生命もその例にもれません。

冒頭に――**生命は波動で生まれ、波動で営まれる**――と記《しる》しました。

それは、どういうことでしょう?

「**写真2左**」を見てください。

水の表面に、周波数１０８８ヘルツの波動を与えたとき、水面に現れた模様です。

「**写真2右**」を見てください。これは、亀の甲羅です。

左右そっくりなことに、あなたは驚嘆するはずです。

つまり、亀の甲羅は１０８８ヘルツの波動エネルギーによって、生成されたことを、この実験は証明しています。

それは、植物も同じ。

「**写真3左**」は10万２５２８ヘルツで水面に現れた波紋。「**写真3右**」は、ヒマワリの花模様で

■生命の形態は、特定周波数で形成される

写真２　■亀の甲羅紋様は 1088 ヘルツで出来た

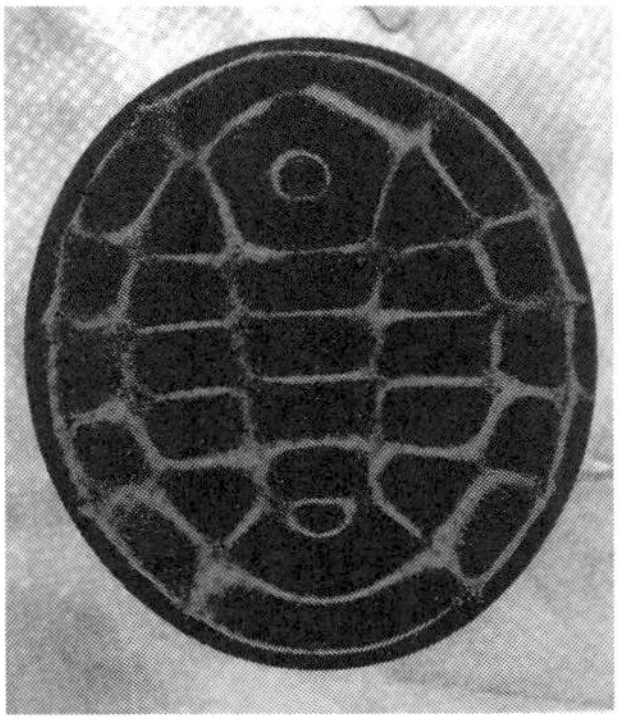

1088 ヘルツ

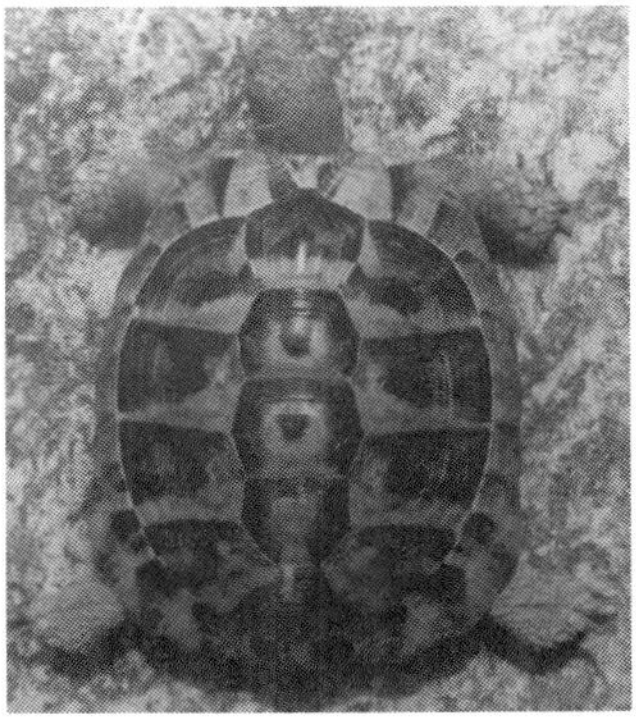

亀

（出典：『ウォーター・サウンド・イメージ』より）

写真３　■ヒマワリの花芯配列も固有周波数で完成

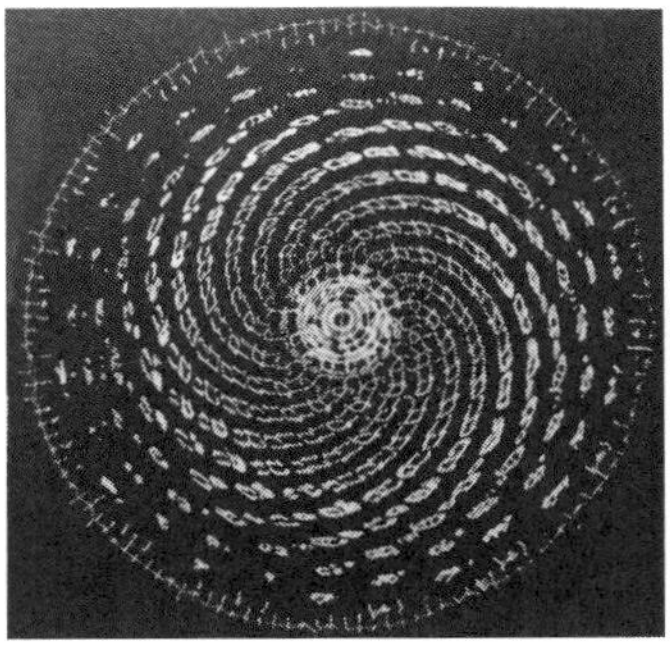

10 万 2528 ヘルツ

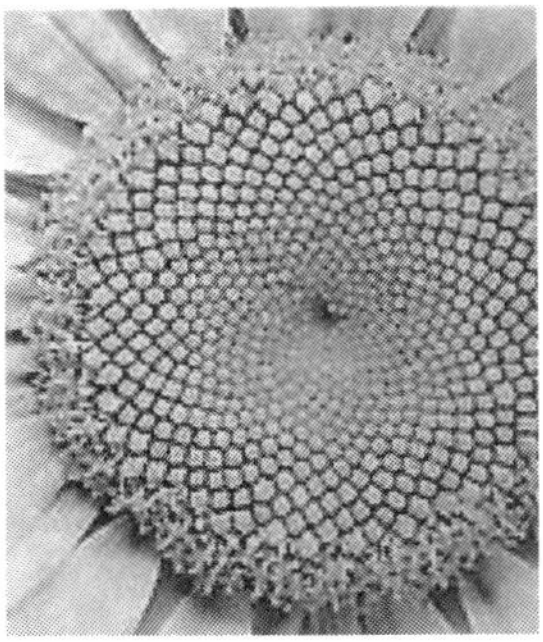

（出典：『ウォーター・サウンド・イメージ』より）

す。

一目で、ヒマワリの花の構造は、この周波数により形成されたことが判ります。その他、三葉虫、サボテン、ヒトデ、ヒョウ柄、シマウマ模様……など、特定周波数の「波動」で形成されたことが、判明しています。

この驚異の真実は『ウォーター・サウンド・イメージ』（アレクサンダー・ラウターヴァッサー著　増川いづみ監訳・解説　ヒカルランド）に公表されています。

私は、これら一連の写真を目の当たりにしたとき、息が止まる思いがした。

●真理を圧殺する〝闇の支配者〟

ノーベル賞が、真に科学的発見に与えられるものなら、これこそノーベル賞ものの発見だと確信した。しかし、ご存じのとおり、この賞の別名は〝ロックフェラー賞〟。

悪魔的医療マフィアが所有するロックフェラー研究所の研究者に、独占的に賞を授与するよう歪曲されている……と言っても言い過ぎではない。

つまりは、巧妙な人類〝洗脳〟装置なのだ。だから、このように真に驚異的な科学的発見は、一顧だにしない。それどころか黙殺し、封印する。

このウォーター・サウンド・イメージは、明らかに、**生命誕生の原理が波動**であることを立証している。なのに、学界どころかマスメディアまで、完全黙殺している。

不思議である。つまりは、この世紀の大発見が、世に知られることになると、〝かれら〟が捏造《ねつぞう》してきた科学体系が崩壊してしまうからだ。

それは、莫大な利権の礎《いしずえ》である。わかりやすくいえば、メシの種が崩壊してしまう。

だから、〝闇の支配者〟つまりロスチャイルドやロックフェラー財閥等は、この〝大発見〟を圧殺し、世に出すことを許さない。

〝かれら〟は、人類を闇から支配してきた秘密結社フリーメイソンの中枢組織イルミナティの2大勢力であり、合わせると世界の富の8、9割を掌握している、といわれる。

国家をしのぐ権力を持ち、世界の通信社、メディア、教育……など、ほとんど掌握している。

だから、この世紀の大発見も、日の目を見ることを許されない。

●器官等は固有「周波数」を持つ

このサウンド・イメージは、動植物を問わず、生命体の各部位は特定周波数の「波動」（振動）で形成されることを証明している。

つまり、生体の各々の組織、器官、臓器……などは、特定の「周波数」で生成した。

その驚異の事実も証明している。

つまり、生体の各組織、器官、臓器は、各々……。

――固有「周波数」に反応する――。

言い方を変えれば、

――固有「周波数」を所有する――。

これが、波動医学の根幹理論である。

身体のあらゆる臓器などは、固有振動数の刺激で生成される。

これは、生体発生の謎をも解く。たとえば、受精した卵子は、どうして各々の体細胞に変化するのだろう？　それは、胚細胞が分裂増殖の過程で、各々、特定波動刺激を受けて、皮膚に、筋肉に、骨に、血管に、神経に……と、変化して、生命の身体が生成されるのだ。

切り傷などが治癒・再生する謎も、これで解明される。

●治癒・再生の謎が解明された！

そのメカニズムに気付いたのがロバート・ベッカー博士だ（米、ニューヨーク州立大教授）。著書『クロス・カレント』（拙訳、新森書房）で、切断されたトカゲの足が再生するメカニズムを解明している（参照46ページ）。

つまり、1次治癒電流が、切断面の体細胞を、まず万能細胞にもどす。それから、第2次治癒電流が、各々、組織・器官に対応する異なった周波数を流し、万能細胞を刺戟《しげき》する。すると、万能細胞は各部分に対応した体細胞に変化し、切断面から体細胞が再生してくる……。切り傷の修復・治癒も同じ原理で説明できる（参照44ページ、拙著『STAP細胞の正体』花伝社）。

この原理の大本となるのが千島・森下学説である。

「**食は血となり肉となる**」。これは、栄養が肉体に変わる（同化作用：摂食で起きる）。

「**肉は血となり食となる**」。これは、肉体が栄養に変わる（異化作用：飢餓で起きる）。

同学説は、**⑴腸管造血、⑵細胞可逆、⑶細胞新生**――の3本の柱よりなる。

同化・異化作用は、⑵細胞可逆説を証明するものである。

ちなみに、2016年度、ノーベル生理・医学賞を受賞した日本人学者、大隅教授の細胞オート・ファジー理論は、50年以上も前に、森下博士らが発見、実証、解説した⑵細胞可逆現象の一端そのものだ。半世紀以上も昔に発見、発表されていた学説を、今ごろ、まったくの別人にノーベル賞として授与しているスローモーぶりと、的はずれぶりには、あぜんとする。

現代の再生医療研究の現場では、この細胞可逆、波動刺激という2つの観点が、スッポリ抜け落ちている。不思議でしょうがない。子どもでもわかるこんなシンプルな理論に、研究者たちは、まったく気づいていない。その理由も、すぐにわかる。

〝闇の支配者〟が、これら知見、発見情報を徹底的に圧殺、隠蔽してきたため、教科書秀才の研究者たちは、まったく気づいてこなかったのだ。

盲点といえば盲点。うかつといえばうかつ……。

こうして、悪魔の道案内ウイルヒョウに導かれてきた現代医学は、今もなお、迷宮を彷徨《さまよ》っている。

その道程に残るのは、騙され、盗まれ、殺された患者たちの無残な骸《むくろ》の堆積である……。

●人体は様々な電気信号で動く

では「――生命は、波動で営まれる」とは、どういうことだろう？

それは、自らの身体に耳を傾ければ、おのずと明らかです。

あなたは、今、この本を読んでいます。すると、今、このとき脳の神経細胞には多彩、膨大な電気信号が飛び交っています。つまり、あなたの読書という行為は、脳神経細胞を飛び交う電流信号で営まれているのです。これら神経電流は微妙多様に振動しています。その脳活動は、脳波によっても測定できます。その波形は、脳活動が波動エネルギーにより営まれていることの証しです。

さらに、あなたの心臓は休みなしに鼓動を刻んでいます。それは、自律神経から心筋に電気信号が送られ、その刺戟《しげき》で収縮しているのです。その詳細な波動は心電図で見ることができます。その他の内臓も、すべて自律神経からの電気信号（波動刺戟《しげき》）で調整されているのです。

あなたが立ち上がったり、歩いたりするのも、脳から運動神経を通じていろいろな波形と強さの電気信号が送られることで、可能となります。

このように、24時間、あなたの生命活動は、多種多様な波動刺激によって制御され、営まれているのです。

波動エネルギーを抜きにして、生命活動は1秒もなりたちません。

しかし、現代医学は、この生命エネルギーに対して、きわめて無知でした。

現代医学を一言でいえば、物体医学です。始祖のウイルヒョウから生命「機械論」なのです。

だから、〝かれら〟にとって「生命」＝「物体」なのです。

彼ら機械論者は、あえて生命エネルギーを無視してきた傾向があります。

生命エネルギーに着目すれば、彼らが迷信と嘲笑して否定した「生気」に言及せざるを得なくなるからです。だから、「生命エネルギーとは、食物が酸素と化合する熱エネルギーである」という幼稚なカロリー理論に、いまだとどまっているのです。

ちなみに、このカロリー理論を唱えたのはヴァン・フォイト（独、ミュンヘン大学教授）です。彼は、〝栄養学の父〟の称号を授かっています。授与したのは、やはり、ロックフェラー財閥など〝闇の支配者〟です。つまり、〝栄養学の父〟フォイトはサギ師であり、〝医学の父〟ウイルヒョウもサギ師だった……という顚末《てんまつ》です。

●病んだ臓器を波動で診断・治療する

序論の結語として、こう断言しておきたい。

現代医学は、すでに音をたてて大崩壊している……。

どこをとっても、正当な医療と呼べるものは、ほとんど存在しない。

それも、当然である。その出発点のウイルヒョウからして、生命根本原理の自然治癒力を根底から否定する致命的過ちを犯しているからだ。

虚構の礎石の上に、いくら絢爛《けんらん》豪華《ごうか》な大伽藍《だいがらん》を築いても、それが、大音響とともに瓦解《がかい》するのは理の当然である。その大崩壊は、各所で始まっている。

それは、もうだれにも止めることはできない。

「……人類の2人に1人は、病院で殺されている」（メンデルソン博士の告発）

つまり、現代医学は、医療の皮を被った詐欺と殺戮システムでしかなかった。

その醜悪な悪魔的側面は、もはや覆い隠しようもない。

そう……現代医療は、すでに終わっているのだ。


そして、新たな大地に、新しい医学の芽が若々しく天をめざして伸び始めている。

その1つの芽が波動医学の新芽である。それは、急速に成長している。

その理論は明解である。

「すべて組織・臓器は。固有周波数を有する」

「病んだ組織・臓器は、固有周波数からズレている」

だから――

▼周波数のズレを検知すれば「診断」できる。
▼周波数のズレを調整すれば「治療」できる。

これが、波動医学の二大原理である。

医師、研究者の方々に、気づいていただきたい。

患者、消費者の方々に、目覚めていただきたい。

……さあ、ページを繰っていただきたい。

新しい知の地平が、眼前に、広がるはずです。

それは、未来に向けた「新医学」の夜明けでもあるのです。

第1章　見よ！　生命を生み出す「波動」の神秘

——細胞・組織……身体は、固有周波数で生まれる

1　水の固有周波数が生み出す生き物のカタチ

●水のダンス……波動が生命を生む

「波動」が生命を生み出す――。
それを証明した『ウォーター・サウンド・イメージ』（前出、写真4）。
その奇跡の証明を、見てみよう。
そこには――
「〈水と音〉が判かれば、〈宇宙すべて〉が判かる」とある。

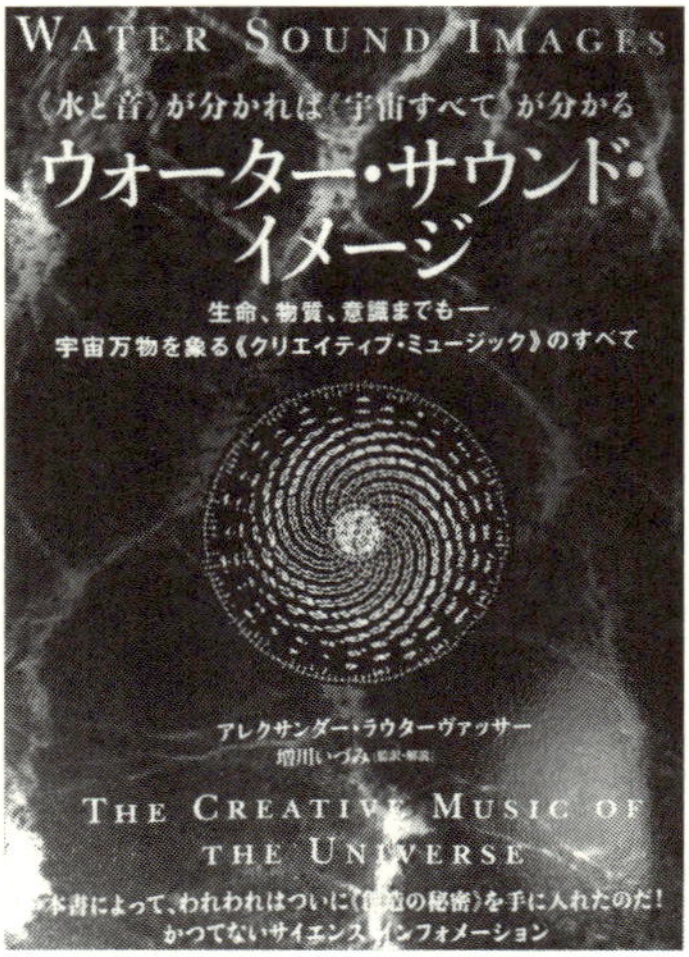

写真4　■波動のダンスが生命を生み出していた！

著者ラウターヴァッサーは、1951年、ドイツ生まれ。哲学、心理学を修めたのち、亀の甲羅に現れる個々の模様に着想を得て、形態形成と形態学の研究を始める。

1993年から「音の持つ振動や周波数に、固有の形状パターンがあることに着目し、振動と響きと音楽から生まれる形と、その形成過程について、独自の実験と研究を重ねる。様々なコンサートの場で、講演やセミナー、展示を実演、さらに出版で大きな反響を巻き起こしている」（著者紹介より要約）。

監訳者、増川いづみ博士が解説する。

「これらは、音叉を水に当てたときの図ですけれど、水の形がこれだけ変わるのです」

それは、まるで〝水のダンス〟……！

「植物も、この波動で形ができている。これが生命の神秘です。これからは周波数（音・振動）によって、身体と宇宙がつながる時代だと思うのです」（同博士）

●亀の甲羅、三葉虫、ヒマワリ、豹柄《ひょうがら》……

以下、博士との会話――。

船瀬：これ**（写真５）**よくモスクなどの宗教建築の中にあるじゃないですか。ステンドグラスとか、天井の模様とか、宗教絵画に……。水はアーティストだな。

増川：ステンドグラスとか、モザイクにもありますよ。昔の宗教家は、こういう「波動」が見えたのかもしれないですね。亀の甲羅の形も、周波数が形づくったものという証明になる。これ**（写真２前出）**を見てください。亀の甲羅そっくりでしょう。

船瀬：すごい！　亀の甲羅じゃないか！

増川：これが１０８８ヘルツ。ここの亀がそういうヘルツなのです。そういうヘルツ波が、水に吸収されると、こういう模様になる。

ヒマワリ**（写真３前出）**も面白いでしょう。

船瀬：まったくそっくりだ。面白いね。水が「命の形」をつくっている。こういうのを見せてやると、子どもたちが本当にサイエンス好きになりますよ。

増川：これからは、確実に、これら「波動」が反映されていく時代になると思います。

船瀬：（生命形成の原理とされる）フラクタクル理論は、水で解明できるわけだ。
フラクタクルというのは、結局、〝水のダンス〟ですか？　周波数で、現れる図形がまったく異なる……。

増川：最後は水だと思います。実は、「音」は水の中では4倍速で走る。走るだけでなく、共鳴効果が別にある。そのため細胞間内の水の共鳴現象により、一瞬にして足の先まで行く。

船瀬：なるほど……。形態の形成情報も一瞬で生体をめぐる。

増川：すべての生命が形づくられる。それは、「水」にあらゆる「波動」を吸収する力があって、それを各細胞に伝えていくのだと思います。

船瀬：そして、各器官・臓器は、固有周波数で形成される。アメリカで自然療法の父として称えられるノーマン・ウォーカー博士も「あらゆる臓器には、固有の振動数がある」と言っています。

写真6は、花弁とまったく同じ形だし、**写真7**は、三葉虫の外観と完全に一致する。**写真8**は、52・4ヘルツで水に現れた波紋。まさにサボテンの外観と瓜二つ。**写真9**は、ヒトデの外形が、特定周波数で形成されることを証明している。

■宗教家には生命エネルギーの形が見えていた？

写真５　■教会ステンドグラスや仏教曼陀羅《まんだら》模様にそっくり

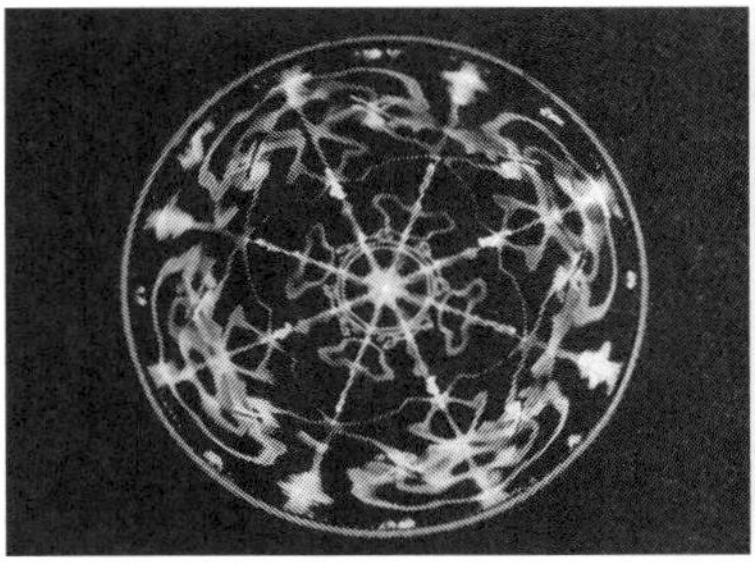

24.24 ヘルツ

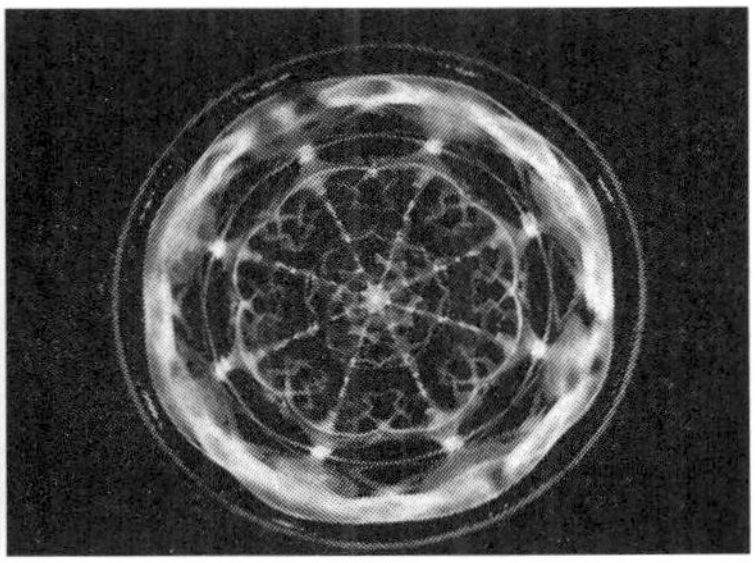

34.35 ヘルツ

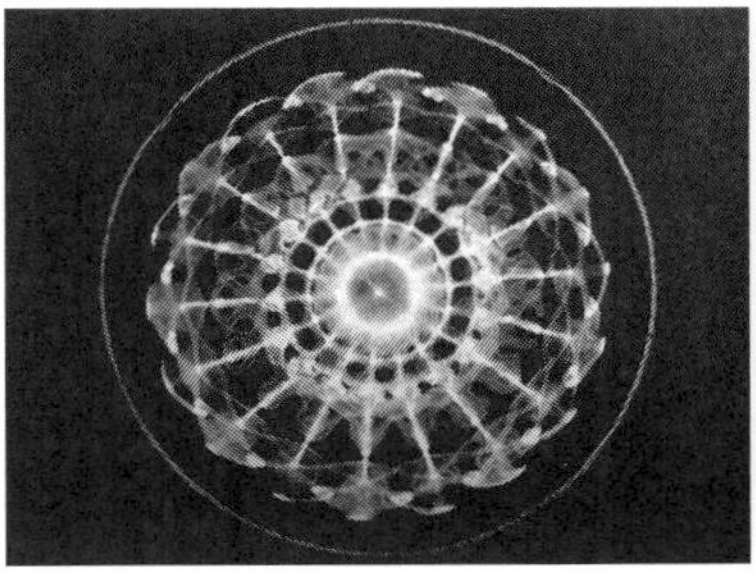

35.1 ヘルツ

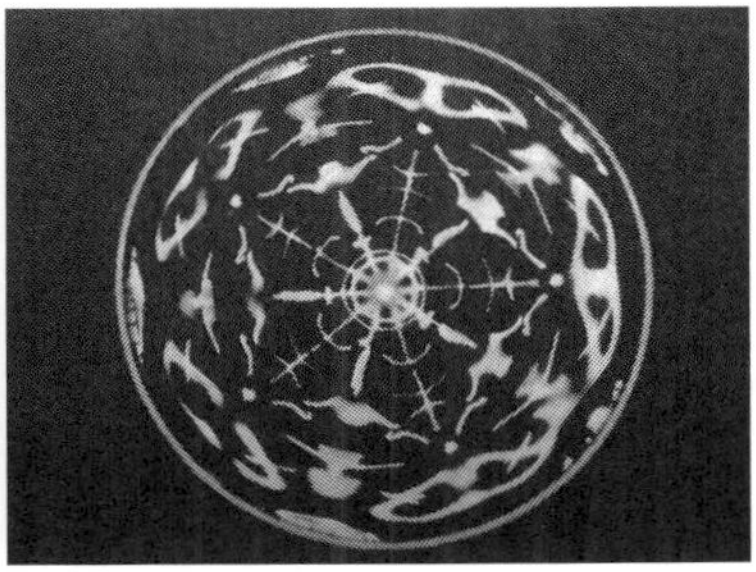

38.45 ヘルツ

写真６　■波紋が描く形状は、ユリの花弁と同じだ！

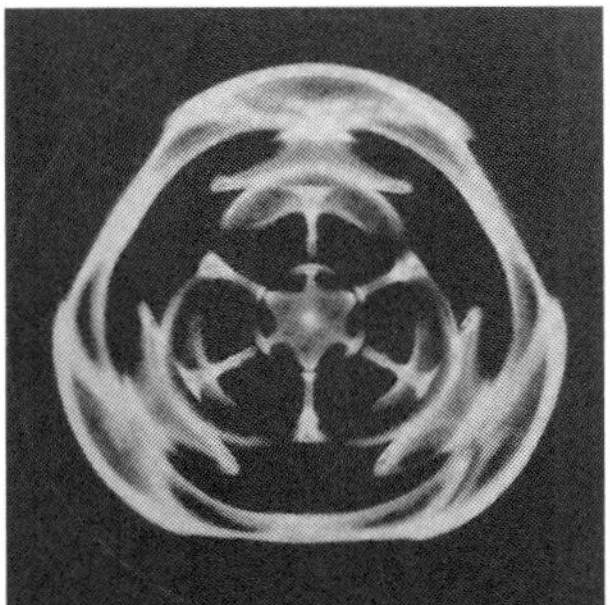

双極性の三角構造の定常波、28.9 ヘルツ

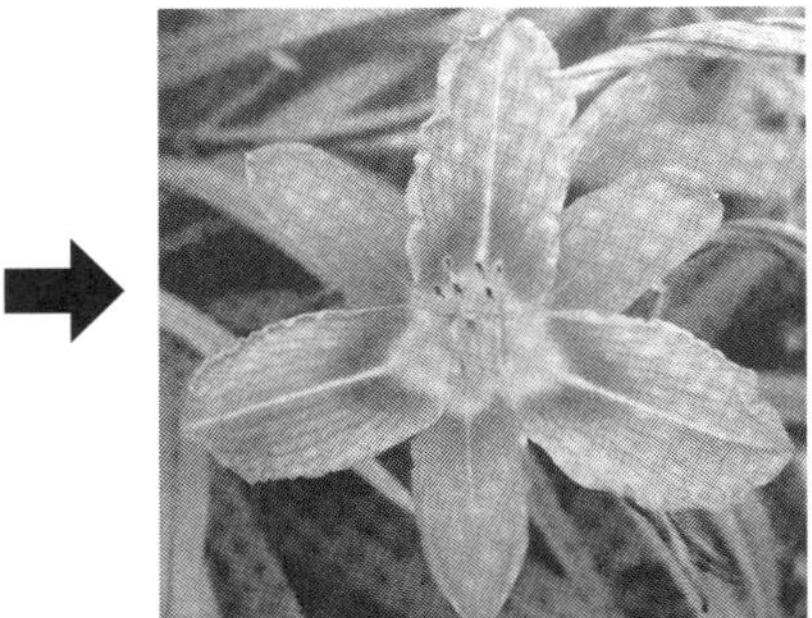

二組の双極性の３葉花弁とがく片から成るユリ

写真７　■三葉虫の複雑な外形も特定周波数で生まれた

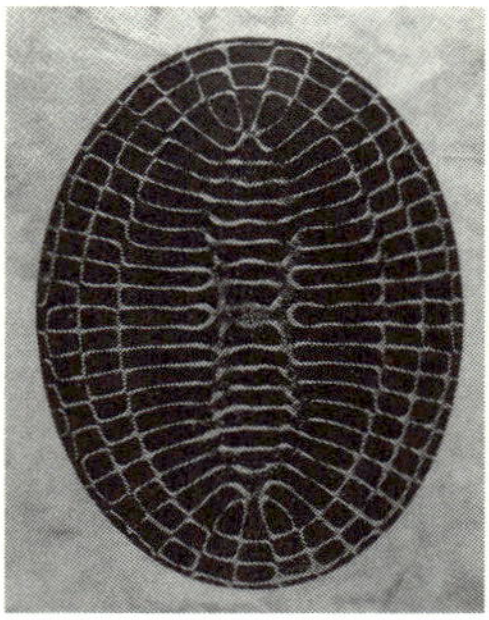

9438 ヘルツ

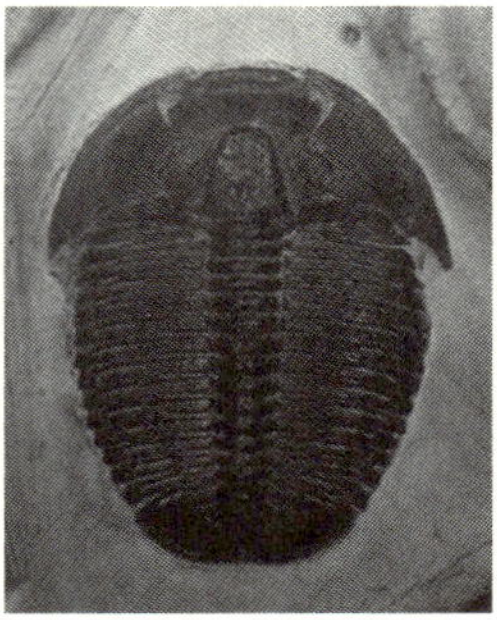

写真８　■サボテンの絶妙な外観も波動エネルギーの産物

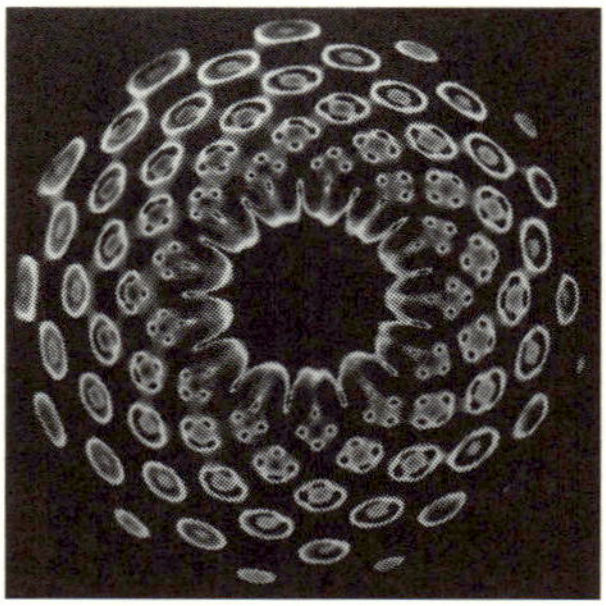

52.4 ヘルツ

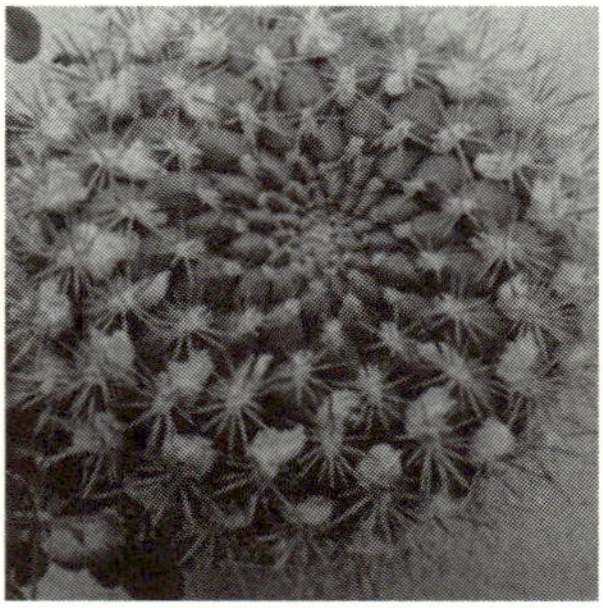

サボテン

写真９　■五角形のヒトデの形態の謎も解けた……

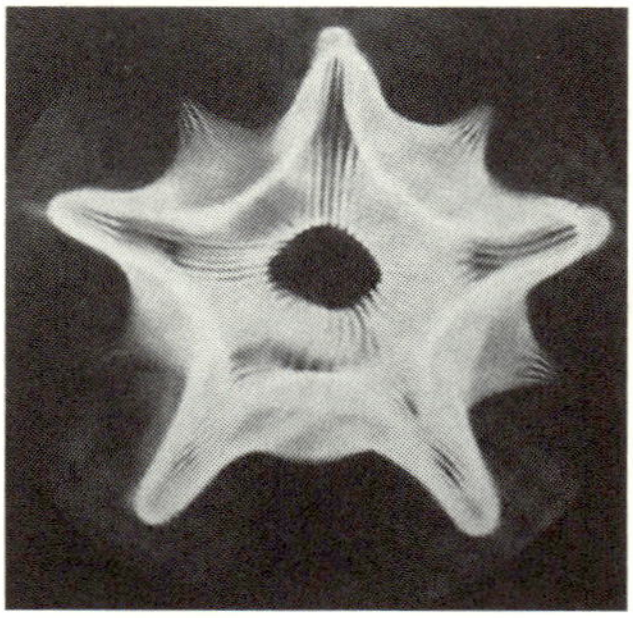

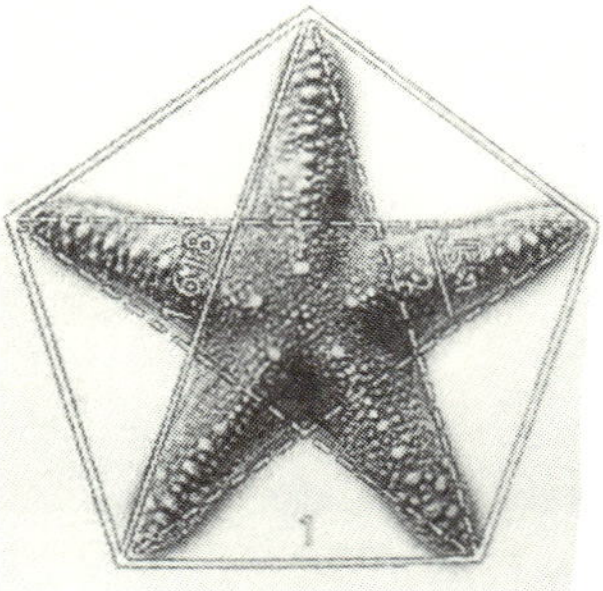

写真 10　■不思議な豹柄がどうして生まれたかが分かる

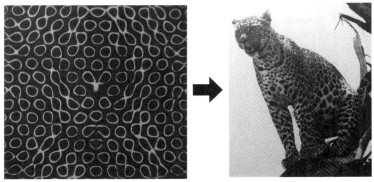

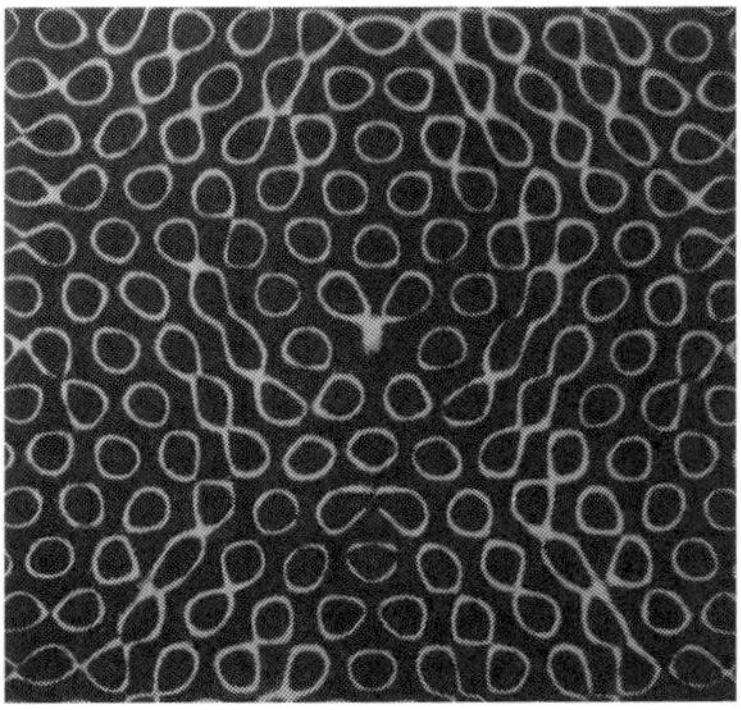

1万 101 ヘルツ

それぞれ個性的な豹の毛皮の模様がどうしてできるのか、今日の生物学でも解明されていない。1万 101 ヘルツのときのクラドニ図形（左）と比べてみてほしい。

写真 11　■シマウマのお尻の模様も波動が描いたもの？

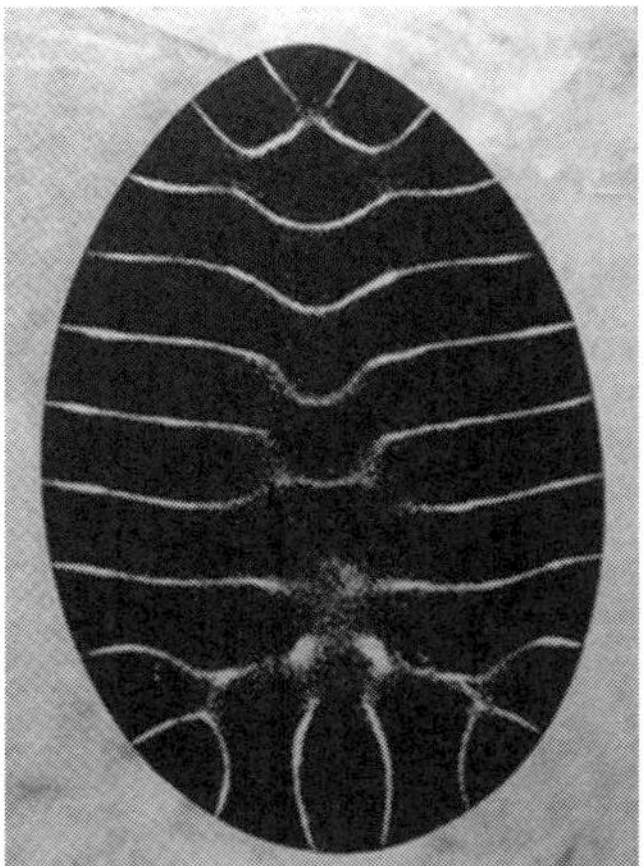

1355 ヘルツ

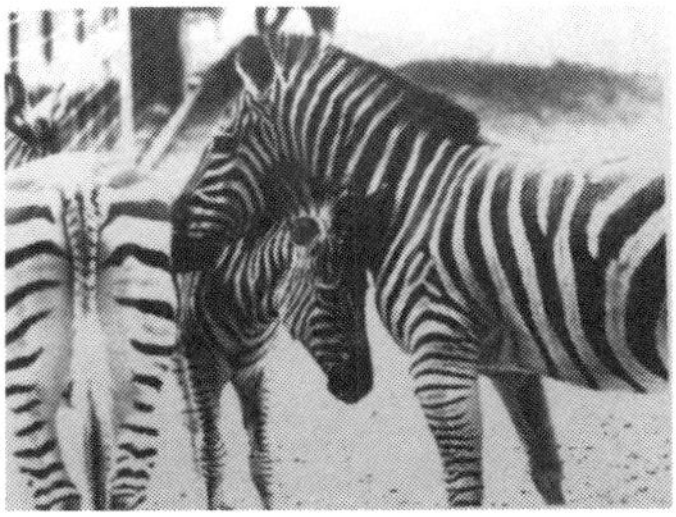

シマウマの毛皮の模様は変則的な変異の結果にすぎないのか、それとも自己を表現し、世界とのコミュニケーションしたいと願い生き物の分別ある表現なのだろうか？　これに比較して、クラドニ図形の共振のユニークなパターンを見せている。クラドニ図形とは、ドイツの物理学者、エルンスト・クラドニの名前をとって、クラドニ図形と名付けられた。金属板の上に砂を置いて、特定の周波数の音を流すと、砂が音の振動で動いて、きれいで不思議な幾何学模様が現出する。

興味深いのは、豹の毛皮模様も特定周波数で出現すること。

「それぞれの個性的な豹の毛皮の模様が、どうしてできるのか？　今日の生物学でも解明されていない。１万１０１ヘルツで現れる図形（**写真10**）とくらべてほしい」（増川博士）。

同じようにシマウマの外形模様に似た図形が、１３５５ヘルツで出現している（**写真11**）。

この「水と波動の実験」と「クラドニ図形」は、生体の外観すらも、固有周波数が決定することを鮮やかに証明している。

2　固有周波数は、宇宙エネルギー受信のため

●宇宙エネルギーと生命活動

生体のあらゆる組織、臓器には「固有波動」がある。

この事実を、初めて聞いた！　と、驚く医師、研究者も多いはずだ。

その理由は、「医学部で教えていない」からだ。

ノーマン・ウォーカー博士（前出）は、こう断言している。

「……エネルギーが無ければ、何も動かない。これは、人体についても、間違いなく当てはまります」「さまざまな器官を機能させている大本のエネルギーとは、宇宙エネルギーなのです。この人間には知覚できないエネルギーが、森羅万象《しんらばんしょう》の生命活動の基盤となっています」（ウォーカー博士『大腸をきれいにすれば、病気にならない』徳間書店）

博士は「専門家でない方には、理解しにくいかもしれないが……」と断っている。

最近では「不食の人」の存在が、話題になっている。

まったく食べない。あるいは1年間、まったく食べない。そんな人が、私の知り合いにもいる。

このような人は、従来の栄養学（カロリー理論等）では、まったく説明がつかない。

そこで、指摘されているのが宇宙エネルギーの存在だ。

古代ヨガなどは、それを〝プラナ〟と呼んでいる。

千島・森下学説の一翼、森下敬一博士（国際自然医学会会長）も、プラナエネルギーに言及している。

「不食の人は、少なくとも世界に20万人はいるでしょう。彼らは宇宙エネルギーを〝肉体化〟することで、生きているのです」（同博士）

●宇宙波動を受信する固有周波数

ノーマン・ウォーカー博士は、「宇宙エネルギー波動とは何か？」を解説します。

「……この宇宙は、すべて無数の波動で成り立っています。その波動が凝縮され、有形・無形のものが生み出されているのです。いわば、機織りが何千もの糸を使って、1枚の布を織り上げるようなものです。宇宙エネルギー波動とは、宇宙における、こうした振動（波）のことです。それは、想像もつかない速さで細かく振動しています」

そして、人体を活かすエネルギーは「波動の結果生まれる」という。

人体の各器官が持つ固有振動数は「宇宙エネルギーを受け取る」ためという。

「……身体全体を形づくるエネルギーとは別に、各器官もそれぞれ決められた割合の宇宙エネルギーでできています。たとえば血液中の赤血球は、ヘモグロビンというたんぱく質を運んでいます。健康なヘモグロビンを形作るエネルギーの波動数は、約825億ヘルツ。肺の波動数は約673億ヘルツ。脳下垂体、580億ヘルツ。耳、約478億ヘルツ……このように、各器官には、それぞれ固有の波動数（周波数）があります」（同博士）

●各臓器の固有周波数による診断装置

生体の組織、器官、臓器……に、各々、固有周波数がある。

そう主張している研究者は、ノーマン・ウォーカー博士以外にも数多い。

その事実は……100年以上も昔から、知られていた……というから、驚きです。

「……病気になると、それに応じて身体のエネルギー波動数は減ります。しかし、病気が治ると、通常の波動数に戻り、活力がみなぎって元気になります」（ウォーカー博士）

さらに、博士はこう付言している。

「……これら説明から容易に推察できるでしょう。この波動数を、簡単に測定することが可能になれば、誤りのない『診断システム』ができるでしょう。病気の種類、性質、程度を正しく判断する。それが可能となるからです。各器官のエネルギー波動数をチェックすれば、問題の器官を即座に特定できるのです」

これは、まさに第7章で解説するコンピュータを駆使したメタトロン等「波動診断装置」そのもの！　いまや多くの医学研究者の関心が「波動診断」に集約しているのです。

●脳松果体は宇宙エネルギー受信器

ウォーカー博士は、宇宙エネルギーを受け取る器官として脳の松果体と視床下部をあげます（図12）。

図12　■脳中枢に宇宙エネルギー受信アンテナがある

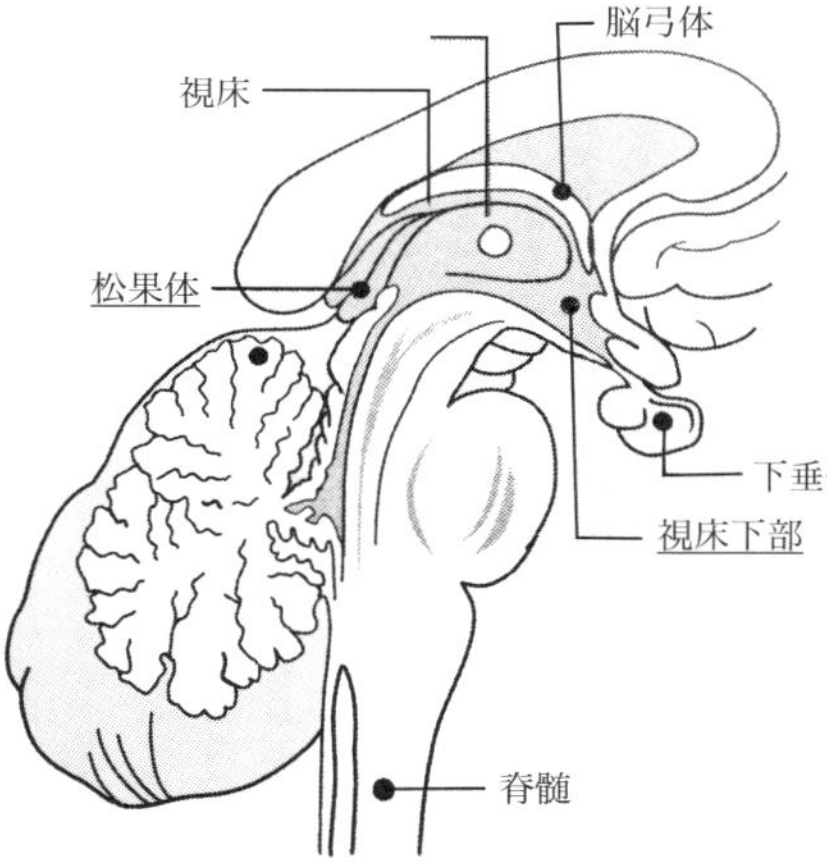

（出典：『大腸をきれいにすれば、病気にならない』より）

「……松果体と視床下部は、視床を介して密接に結び付いています。松果体は、アンテナあるいは受信基地のような役目を果たしています。何らかの形で（電磁波など）宇宙エネルギーに直結しています。しかし、宇宙エネルギーを、そのまま体内に取り込めば、何百万ボルトの電圧にさらされる以上の衝撃を受けてしまう。そのため松果体で受け取った宇宙エネルギーは、いったん視床にたくわえられます。視床はいわば緩衝装置なのです。そして、視床下部で宇宙エネルギーの力を人体に必要なレベルにまで下げる。こうして視床下部は、『変圧器』の役割を果たしながら、各器官へのエネルギーの流れを制御・監視しているのです」（同博士）

ロバート・ベッカー博士（前出）も、松果体の重要な役割を指摘している。

博士は、それを〝第3の目〟の名残《なごり》……と呼ぶ。

それは、磁気器官であり電磁波（可視光線など）に過敏に反応する。

「……松果体は、〝時計〟である。まさに、それは生物学的な周期性（サイクル）の根源なのだ。睡眠と覚醒の周期パターンは、松果体からのメラトニンの分泌レベルによって決定される」

「最近になって、松果体は、毎日の地磁気の周期パターンに対する感受性を備えていることが、明らかになってきた。人間のメラトニン分泌は、地磁気と同じ強さの安定した磁場を人体に当てることで簡単に変えることができる」（ベッカー博士『クロス・カレント』拙訳　新森書房）

やはり、松果体は、宇宙からやってくる強い電磁波を受け止めるアンテナ（受容体）なのだ。

●エネルギーは視床下部から全身へ

宇宙エネルギーといえば、漠然としてつかみがたい。

しかし、太陽から大地に降り注ぐ強烈な日差しも、実は宇宙エネルギー（電磁波）なのだ。

植物は、とくにこれら可視光線を旺盛に取り入れて成長する。葉緑素で水と二酸化炭素を原料に、炭水化物を大量に生産し、それによりグングンと枝葉を伸ばしていく。これが、炭酸同化作用である。植物がこれほど、ダイナミックに太陽エネルギーを取り入れる。なら、動物も、何らかの形で宇宙エネルギーを取り入れている。こう考えるのが、生物学的にも合理的だ。松果体は受信アンテナで、視床下部は貯蔵庫・変圧器というウォーカー博士の解説は、筋が通っている。そこから、各々エネルギーは周波数変換されて、各器官に分配される……ということになる。

普通の人間は、食事からもエネルギーをとっている。

しかし、不食の人は、松果体・視床下部を経由した宇宙エネルギーだけで、生きている……ということになる。

3 「発生」「治癒」「再生」……周波数が決定する神秘

●受精卵が多様な体細胞に変身

生体の各器官の固有周波数の役割は、他にもある。

その大きな役割の1つが、受精卵の発生だ。

受精卵は、分割をくりかえし胚になる。さらに、活発に分割、増殖して、成体に近付いていく。そのときの不思議は、どうして1個の単細胞が、複雑な多細胞の個体へ変貌、成長していくか？という謎である。

しかし、体細胞の各組織、臓器などに固有周波数が備わっているなら、後は、分割した個々の胚細胞に、各々、周波数刺戟《しげき》を与えてやればよい。

その周波数刺戟《しげき》は、おそらく電磁波振動による刺戟《しげき》だろう。

表皮、筋肉、神経、骨、血管……など、各々の固有周波数を与えられた各胚細胞は、それぞれが、皮膚、筋肉、神経、骨、血管……へと変身していく。

それは、まさにオーケストラのように、繊細かつ正確な指揮者によって、その指令はなされる。その絶妙な指揮を行なう者はだれだ？

普通は、「脳だ！」と答えるだろう。しかし、未熟な胚胞には、まだ脳神経は存在しない。

そもそも、下等動物には、脳神経すら存在しない。

そんな、初期の胚に各々体細胞に分化を指令するのは、いったいだれか？

問われれば、個体を超えた「サムシング・グレート」つまり「神」と答えるほかない。

●固有周波数は原料チェックセンサー

それは、別の見方をすれば、ビル建築現場で、現場監督が指揮して構造物を完成させていくのにも似ている。その完成予想の設計図が、いうまでもなく遺伝子（ＤＮＡ）ゲノムである。

しかし、この設計図は全て使用されるわけではない。

じっさいの建造物（人体）に適用されるのは2、３％ともいわれる。

残りは、日の目をみることなく、ロッカーにしまわれたまま……なのだ。

また、胚細胞が体細胞に変化していく過程で、活躍するのは設計図（遺伝子）だけではない。

じっさいに、建築現場で作業するのは内分泌系物質（ホルモン）であり、各種酵素である。

ホルモンは現場の伝達要員で、各所に細かく指示をして回る。

各種酵素は、現場の作業員である。各器官の固有周波数は、適切な原材料の識別センサーの役割を果たす、と考えられる。

たとえば、体細胞の１つ、骨を形成するには適切な配合のカルシウム、マグネシウムなどの原材料を納入しなければならない。それも過不足なく納品される必要がある。

ビルでいうなら、外壁工事にはセメント、鉄筋、窓工事には、サッシ、ガラス……というように、綿密な納品チェックを固有周波数センサーが、行なっているのだろう。

ここまで考えて、気が遠くなる。人体を構成、創造するのはビル工事とは訳が違う。

その複雑精妙な生物構造を構築していく……作業の１つひとつを想像するだけで、目まいがしてくる。

やはり、生命神秘の背後には、玄妙不可思議な〝神様〟がいるのだな、と思わざるをえない。だから、神は万物の創造者であり、宇宙の采配の主なのだ。

それは、キリスト教やイスラム教など一神教からいえば、絶対神〝ヤハウェ〟であり、仏教、神道、道教、ヒンズーなど多神教でいえば、即《すなわ》ち宇宙の理《ことわり》に帰着する。

●自然から遠のくほど病気になる

しかし、ビル建築現場ですら、手抜きや欠陥工事は、日常茶飯事である。

人体を形作る発生、成長過程でも、すべてが順調というわけにはいかない。

変異原物質が体内に侵入すれば、設計図（遺伝子）が、破れたり、汚れたりする。すると、正確な建物はできない。よそ者（環境ホルモン）が現場に紛れ込めば、伝達要員のふりをして、嘘を伝えるかもしれない。現場作業員の意思疎通がメチャクチャになれば、建物もメチャクチャになる。各器官の固有周波数というセンサーが乱れれば、不純物の混じったセメントが納入されたりして、脆《もろ》い外壁のまま、工事が強行されかねない。

鉄骨が粗悪品のままビルが造られる恐れもある。

現場の作業員（酵素）が足りなくても、まともな建築物はできない。

このように、人体の生成、成長、活動……も、各々器官の適切な周波数、遺伝子情報、ホルモン、酵素……などの絶妙なチームプレイで、成り立つのだ。

建築現場ですら、これだけ大変なのだ。生命の成長、活動の現場は、想像するだに、気が遠くなる。

——人は、自然から遠ざかるほど、病気に近付く——（医聖ヒポクラテス）

この箴言《しんげん》が、すべてを語っている。

不自然な行為、食事、思考……これらが、万病の元凶なのだ。

なら、現代医学の薬物療法はどうだ。まさに、「自然から遠ざかる」不自然な行為の極致……。

手術、放射線なども、まさに「不自然」そのもの。

医聖が、今に生きて、現代医療の実態を目の当たりにしたら、驚愕、卒倒したであろう。

「発生」「治癒」「再生」に、「波動」が決定的な役割を果たしている。

しかし、現代医学は、これらについて「いまだ不明」と平然と言ってのけるのみ。

4　傷はこうして治癒し、トカゲはこうして再生する

●傷はこうして治る。医師もビックリ

「現代医学は、切り傷が治る仕組みすら、分からないんです」

友人のT医師は、苦笑いで肩をすくめた。

だが、手術のあと、縫合するのはなぜか。

「傷は、経験的にくっつくことは分かっている。しかし、なぜくっつくのか？　医者はだれも知らない」（苦笑）

どうして？　と訊けば……、

「だって、大学医学部でも、いっさい教えない」

私は知人の1人、Y医師に、なぜ切り傷が治るか？　を説明してあげたことがある。

まず説明図を準備して、順に解説していく（図13）。

①皮膚に切り傷が発生した。傷はV字に開いている。

②すると、まず切断面に神経ネットワークが形成される。

③そこに、第1次治癒電流が流れる。

④その指令で、切断面の体細胞が万能細胞に変わる。

図13　■傷が治る「自然治癒」の謎がついに解けた！

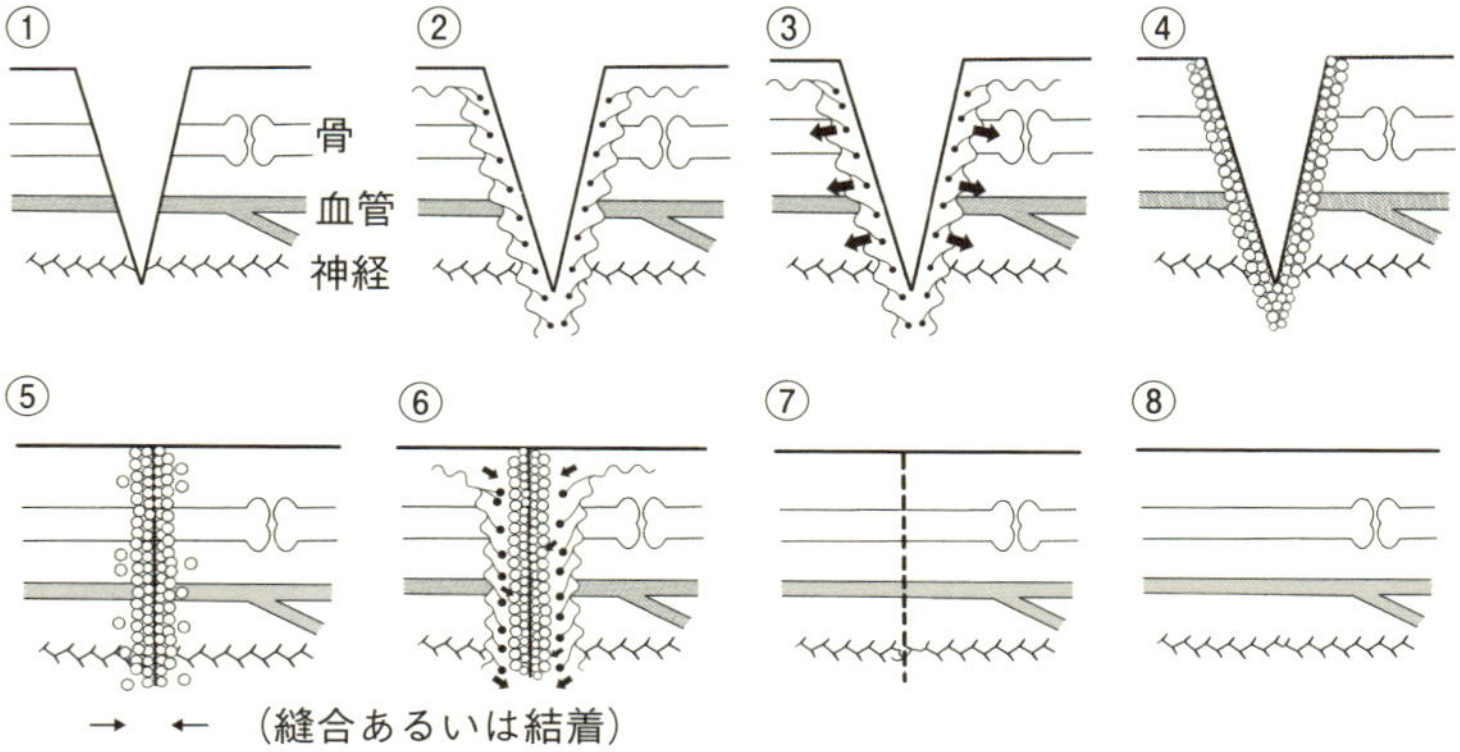

（出典：『STAP細胞の正体』より）

⑤テープか縫合で、切断面を合わせる。
⑥第２次治癒電流が流れる。
⑦各部の万能細胞に各々の周波数刺戟《しげき》を与える。皮膚、筋肉、骨……など固有周波数に従い、万能細胞は体細胞に戻る。
⑧こうして、各体細胞は、切断前と全く同じように再生・治癒する。

ここまで、説明するとＹ医師は「本当ですかァ……！」と絶叫した。

そして「クッソォー！」と握り拳をふるって悔しがる。どうしたんですか？　とたずねる。「クソォ、あんなに金を使ったのに……」。

つまり、医学部の授業料に莫大な金を払ったのに「キズがなぜ治るか？」という、こんなに簡単なことすら習わなかった悔しさ。温厚な彼も思わず憤りをあらわにしてしまった。

それにしても、まったく医学の素人の私に、スラスラと切りキズが治るメカニズムを説明されたことも、ショックだったようだ。

●トカゲ脚再生の謎を解いたベッカー理論

じつは、ネタをばらすと、この解説にはネタもとがある。

それは、ロバート・ベッカー著『クロス・カレント』（前出）である。

私が、この本を翻訳したのが42歳のとき。なんと、24年も昔だ。内容は、まるで大学院の教科書並に難解で、翻訳には難儀した。

悪戦苦闘の訳出だったし、その割には、本書は初版しか売れず、翻訳料も割に合わなかった。しかし、この世界的な名著に出会えた幸運は、なにものにも変えがたい。

もっとも衝撃を受けたのが、**図14**である。

トカゲの前脚が切断されている。それが、次第に伸びていき、最後は、失われた前脚が完全に再生しているのである。この再生（リジェネレーション）のメカニズムを、ベッカーは明快に解き明かし、解説している。

それを、読み進み、私は、知的興奮に酔った。

その再生メカニズムは――


⑴前脚切断面に、直後に神経ネットワークが形成される。

⑵そこに、第1次治癒電流が流される。

図14　■「再生」と「治癒」の奇跡が明らかに！

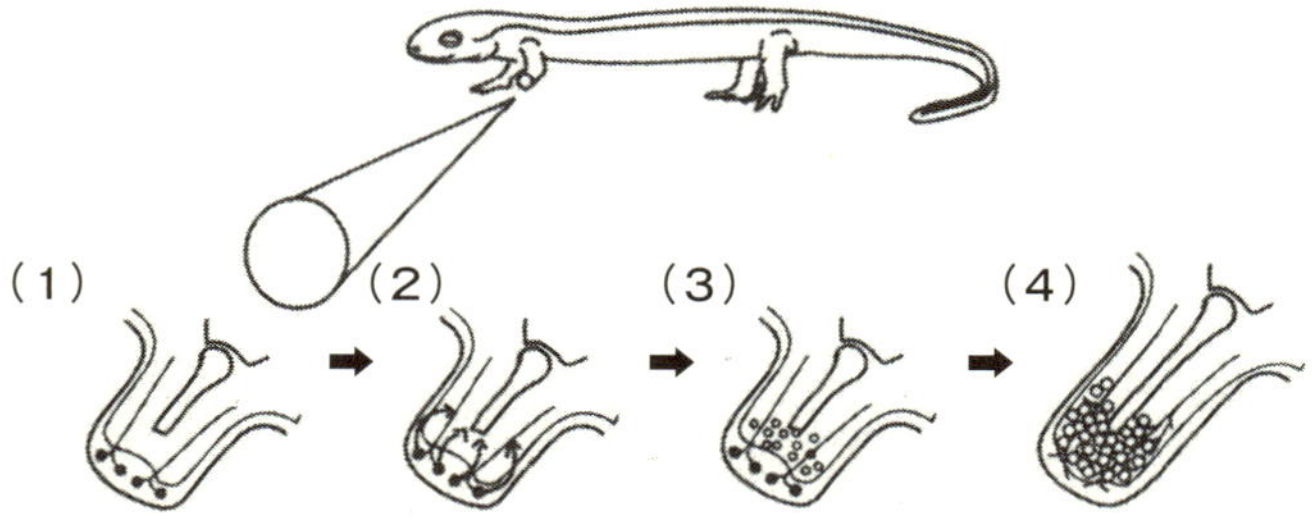

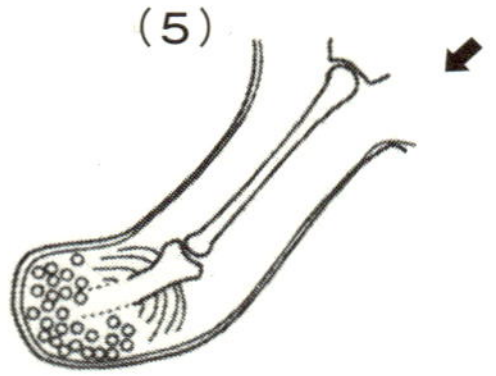

トカゲの失われた足はどうして「再生」するのか？
(出典『クロス・カレント』ロバート・ベッカー著より)
①傷口に治癒の神経結合が形成される。
②そこからマイナスの治癒電流が流れる。
③治癒電流は通常の体細胞を幹細胞に戻す。
④幹細胞は切除部位を満たしていく。
⑤成長が促進され再生が進行していく。
※傷口の「治癒」「再生」も同様に進行していく。よって、消毒薬の塗布は再生のための幹細胞を傷害し、治癒反応を阻害し、遅らせるのである。

(出典：『クロス・カレント』より)

(3)電流刺戟《しげき》により切断面の体細胞は万能細胞に戻る。

次に第2次治癒電流が流される。電流は、各々部位ごとに周波数が異なる。

(4)固有周波数に従い、万能細胞は、表皮、筋肉、骨など体細胞にもどる。

(5)前脚の再生は進行していき、ついに前脚は完全に再生する。

つまり、この再生メカニズムでポイントは、切断面の体細胞が、電流刺戟《しげき》により一度、万能細胞に戻り、次に2次電流による固有周波数の刺《し》戟《げき》で、各体細胞が、寸分狂わずに再生する……という2段構えの再生プロセスにある。

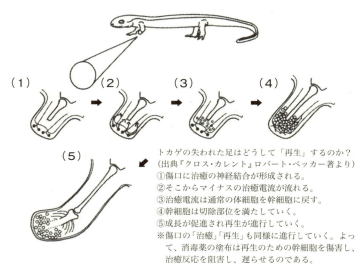

まさに、造化の妙というか、これぞ文字通りの神業《かみわざ》……。

大自然の理《ことわり》は、じつによく出来ている、と舌を巻くしかない。

５　生命波動の乱れを「調整」、ホメオパシーも波動医学だ

●ドイツ波動医学と東洋医学

「……振動医学こそ、私たち人類の希望です。従来の医学が無視してきた生命力、人間にもともと、備わっている回復力を理想的な形で引き出す、その方法を人類はやっと手に入れました。それが振動医学のバイオレゾナンス・メソッドなのです」（ドイツ振動医学推進協会　エルマー・ウィリッヒ医師）

振動医学は、日本語では〝波動医学〟といったほうが、わかりやすい。

慈善事業家でもあった彼は、１９８８年ドイツ政府から、その栄誉を称え勲章を授けられている。


「基本は……生命エネルギーは波動である……」「病気は生命エネルギー、つまり波動の乱れである。だから、波動の乱れを改善させれば、病気は治る」

これは東洋医学の発想だ！　と気づいた人は、さすがである。

東洋医学は、生命の根幹は氣エネルギーである、ととらえている。

そうして、氣の乱れが病気の原因である……と考える。

そもそも「病気」という漢字が全てを物語る。「氣」が「病む」から病気なのだ。「氣」エネルギーは、波動の流れであることも、東洋医学はつき止めている。「氣」の流れる道筋が「経絡」である。その交差点が「経穴」である。いわゆるツボで、そこに鍼《はり》を打つ、指圧する、灸をすえる。すると、「氣」の流れが改善して、病気は回復に向かう。

同じ原理に、ドイツ波動医学は偶然に到達したのだ。

●生命波動の乱れを「調整」

波動といっても、ピンとこない。そんな人も多いだろう。

そんな人は、波の動きを想像すればいい。波は波頭と波底が存在する。その上下運動を繰り返しながら、進んでいく。

図15は、それを図示したものだ。波の振れる幅（高さ・深さ）を振幅と呼ぶ。

1秒で、この1つの波が発生したとする。

すると周波数は1だ。それを1ヘルツと呼ぶ。

100個の波が発生したなら周波数は100ヘルツだ。

生命エネルギーは波動である……と、わざわざ言わなくても、心臓の鼓動をみれば一目瞭然だ。呼吸ですら、吐く、吸うという〝波動〟のくりかえしだ。

心臓の拍動が乱れれば、不整脈、呼吸が乱れれば、呼吸困難……いずれも、生命不調の典型だ。

だから、生命リズム（波動）の乱れが、万病の原因というドイツ波動医学の見解は正しい。

図 15　■「波動」には「波長」「振幅」「周波数」がある

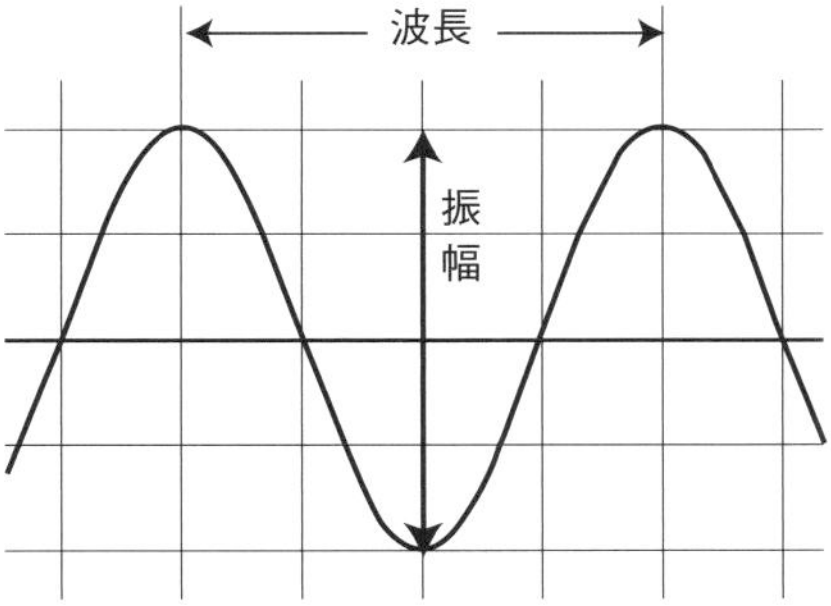

$$周波数 = \frac{伝播速度}{波長}$$

$$波長 = \frac{伝播速度}{周波数}$$

この医学の方法論は、波動の共鳴現象を利用して、生命エネルギーの乱れを改善させる（バイオレゾナンス・メソッド：生体共鳴法）。

「共鳴」とは次のような現象です。

「物体」がある周波数で振動しているとき、そこに外部から同じ周波数で「力」が加わると、「物体」の振幅は大きくなります。つまり微細な振動でも「共鳴」により、大きな振動エネルギーを生み出せるのです。

バイオレゾナンスで治癒する原理は「病気を治すのではない。身体が自分で治る」のだ！

これも、自然治癒力を活性化させる東洋医学とまったく同じ発想である。

それを、ドイツ波動医学では「生命エネルギー波動のハーモナイズ（調整）」と呼んでいる。「その結果、エネルギーに関する原因を解消する」のである。

つまりは、波動エネルギーの改善である。

改善例は、皮膚科、内科、神経科、耳鼻咽喉科と、まさに万病に及ぶといってもよい。

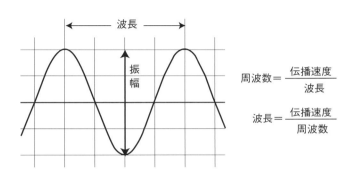

さらに、波動療法のメリットをあげる。

それは「副作用」「薬害」とは、まったく無縁である、ということだ。この波動療法は、微細な波動エネルギーを患者に与え、その共鳴現象で、大きな治療効果を発揮するからである。

●ホメオパシーとの共通理論

それは、ホメオパシー理論に共通する。

この自然医療は、「同種療法」と呼ばれる。〝毒〟を超微量に薄めて投与する。それにより自然治癒力が活性化され病気は劇的に改善する。

ここで、ポイントは〝毒〟を極限にまで薄めた液を「振とう」させること。それは「水は情報を記憶する」という最新科学理論に基づく。それにより、〝毒〟の波動情報を患者に投与するのだ。その〝波動〟が、患者の生命エネルギーの乱れを「調整」する。だから、ホメオパシーも波動療法の一種なのだ。

波動療法も超微細な波動を患者に与え、それを共鳴、増大させて生命波動をハーモナイズして、病気を治す。

その結果、患者の85％が治癒した……。これがドイツ波動医学の結論だ。

半信半疑の方は、現代医学理論に〝毒〟されている。つまり、病気を治すのは、検査やクスリであり、医者や病院である……という現代医療の〝四大盲信〟だ。

それは、別名〝洗脳〟と呼ぶ。その現代医学は、生命の根本原理である自然治癒力を、根底から否定している。それで、病気が治るわけが無い。

だから、医療費はロケットのように天井知らず。病人の数もウナギ昇り。コッケイなる悲喜劇に気づくときだ。

6　生命も存在も波動であり、物質は存在しない

●生命は波動で、各臓器は固有波動がある

生命は波動だ……。存在は波動である。

それを証明する次の証言がある。

現代、量子物理学の創始者、ノーベル賞を受賞したドイツ物理学界の重鎮マックス・プランク（１８５８～１９４７）は、こう喝破している。


――すべては、〝波動〟であり、その影響である。現実には、何の物質も存在しない。すべてのものは、〝波動〟から構成されている――


「何の物質も存在しない……」。量子力学の開祖の言葉に、あぜんの人も多いだろう。

それは、こういうことだ。あらゆる量子はスピン（自転）している。それは、別の見方をすれ

図16　■人体にはエネルギーの出入り口が７つある

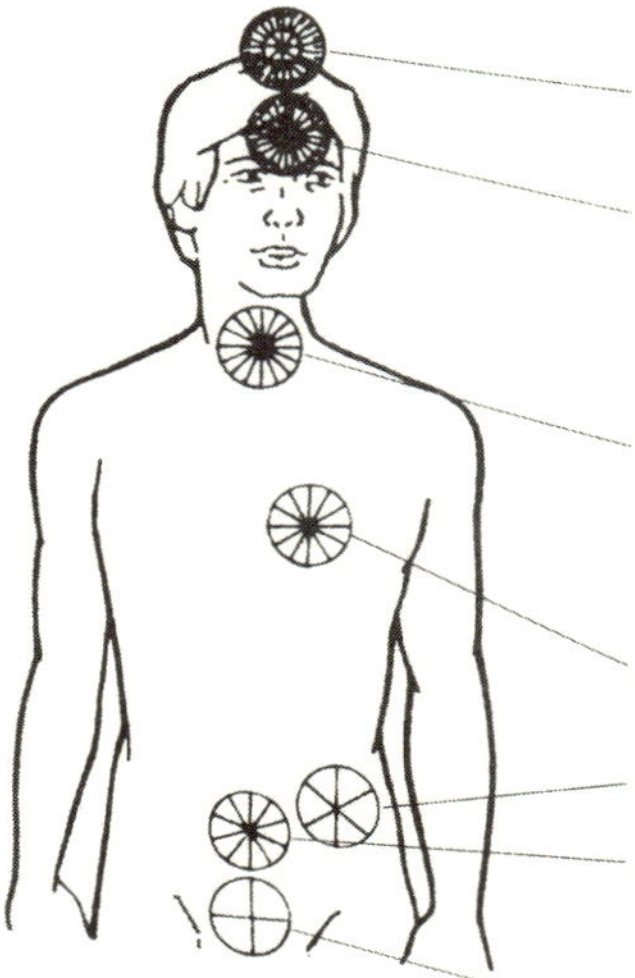

（出典：『新しい波動健康法』より）

ば、場（フィールド）の渦である。すると、そこに重力場が生成される。それを〝質量〟と誤認したに過ぎない。マイナス電荷の陰電子とは逆にプラス電荷の陽電子も存在する。水面の回転方向の異なる渦は出会うと消滅する。これが正物質と反物質の消滅・生成のメカニズムだと思う。

さて――。じつに興味深いことに、ドイツ振動医学は、人体に備わる７つのチャクラの存在を、確認している（図16）。

チャクラと経絡は東洋医学の根本原理である。ドイツ振動医学はチャクラを活性化し、正常化する「周波数」を、初期のうちにつき止めている。生命が波動なら、臓器や組織も、波動である。各々の臓器や組織は、固有波動で生命活動を営んでいる。

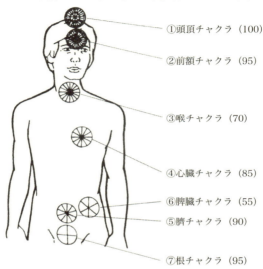

病気とは、これら臓器の周波数の乱れから発症するのである。

鍼灸治療は、周波数の乱れを、鍼、指圧などで改善する。ヨガは呼吸法のリズムで改善する。

同様にドイツ波動療法は、微小振動による共鳴で、改善するのだ。

「病気は臓器の周波数の乱れ」……という概念は、すでに現代の最新医学も認識している。

そこで発明されたのがコンピュータにより各臓器の周波数の乱れを測定することで、病因を特定する診断装置である。すでに市販されており、採用している医師も多い（第7章、メタトロンの項参照）。

7　生命発生はソマチッドの「吸気」現象である

●氣エネルギーこそ生命だ

私は、森下敬一博士こそ21世紀最大の「知の巨人」である、と確信する。

その発想は、とっくに次元を超えている。そして、旧来の科学的世界観のさらなる深奥に肉迫しているのだ。その生命観も、常人の感覚をはるかに超えている。

近代医学の生命観は、いまだ「機械論」である。

それに対する「生気論」は「生命は神秘的な〝生気〟によって営まれている」と主張してきた。

ちなみに古代ギリシャの医聖ヒポクラテスも、「生気論」者であった。

むろん、森下博士も「生気論」者だ。

博士は断言する。

「氣エネルギーこそが、生命の根幹である」

森下博士の生命論の根幹は、ソマチッド理論である。

「生命無き場に於《お》ける生命の発生は、基本的にはソマチッド（生命最小単位）の吸気成長でしょう。つまり、ソマチッドが生命エネルギーである〝氣〟を吸収しつつ成長し細胞化してゆくのです」（『森下自然医学』６０８号）

●微小管は「〝氣〟の宿直室」

ソマチッドの存在発見は、従来の進化論をはじめとする生命観を根幹から覆すものである。

既成学界は発見者ガストン・ネサン博士を徹底弾圧し、逮捕、裁判によって抹殺しようとした。

それはガリレオの地動説を圧殺しようとする天動説の愚挙に等しい。

自らの利益に都合の悪い発見を潰していけば、科学の発展など、まさに望むべくもない。

ソマチッド吸氣による成長とは、いったいどういう原理か？

森下博士は、次のように解説する。

「……4次元の氣（生命エネルギー）が、３次元世界へと転入し、物質化したものが生命細胞小単位すなわちソマチッドやチューブリンです」（**図17**）。

博士のいうには4次元に存在する宇宙エネルギー（氣・プラナ）は、ラセン状に存在する。

「……ラセン運動は、横からみれば波動。正面からみれば回転です。それが物質化して、３次元

図17　■ラセン運動の4次元エネルギーが物質化する

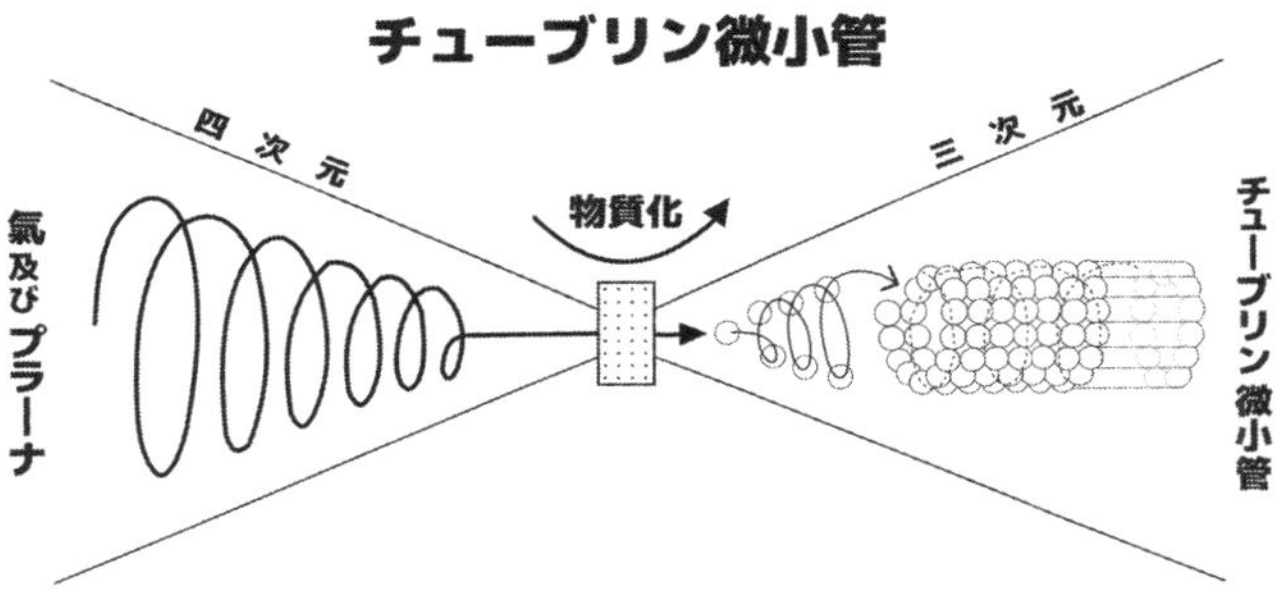

（出典：『森下自然医学』608号より）

の生命体になる」（森下博士）

チューブリン（球たんぱく質）は、ラセン状に配列しながら微細な微小管を形成していく。

「……チューブリン微小管は、組織細胞の弾力性保持、氣管絨毛、小腸絨毛の形成に寄与します。なお、体内に直接侵入した『氣』は、チューブリン微小管を常宿《じょうやど》としています。それゆえ、微小管は、いわば『〝氣〟の宿直室』といえます」（同博士）

●唯心論と唯物論の橋渡し

森下理論が画期的なのは、東洋医学で物質的な存在実体が確認されていなかった経絡を、チューブリン理論で、証明したことだ。

「……経絡は、チューブリン微小管が成長した脈管ですから、ソマチッドがリンパ血管に安住するのは当然です。なぜなら、『リンパ血管』は、氣しか通行していない『経絡』が、リンパ液が流れリンパ球が存在する『リンパ管』に移行する〝中間形態〟だからです」（同博士）

この「経絡造血」発見により、人体は、少なくとも二つの経路で造血していることが、判明したのである。

「……つまり。人体では『食物により小腸絨毛造血』と、『氣（生命エネルギー）による経絡造血』の二重構造になっていて、後者がよりベーシック（基本的）な造血形態と考えられます」（森下博士）

森下理論は、4次元宇宙の波動エネルギーと、3次元生物の生命エネルギーとの関連を証明する画期的なものである。

それは、まさに唯心論と唯物論との橋渡しを為すものである。さらに霊魂不滅論をも示唆し、さらに多次元宇宙つまりパラレルワールドにまで及ぶ壮大な理論なのだ。

8　「波動診断」の先駆者、森下敬一博士

●当時は操作者がセンサー

日本で最初に診療に「波動測定」を取り入れたのは森下敬一博士である。

森下博士は、それを「氣能値」と呼ぶ。文字通り、患者の氣エネルギーを測定した値だ。

それは、患者の各臓器に「測定装置」から波動エネルギーを送り込み、その反射波から21段階の数値で、エネルギー・レベルを測定する、というもの。

まさに、原理は、コンピュータによる最新鋭診断と変わらない。

博士が、当時として最新測定機器を導入したのは１９８９年。ドイツで開発された装置は、アメリカを経て日本に輸入された。その価格は、なんと約１５００万円。それを、３台も購入したという。まさに森下先生の太っ腹に感服。波動医学パイオニアの名にふさわしい。医学者、生理学者として患者診察だけでなく、身の周りの食物なども積極的に「氣能値」測定してみた。操作する専属オペレーターだけで４〜５人を要した、という。

「朝日新聞など求人広告に約１６０人応募があったけど、日本人は体質（氣質）が悪くて使えなかった。けっきょく、中国人を採用した」（森下博士）

「氣能値」は、ゼロを基準にして上下にプラスマイナス20で判定。だから実質40段階の評価となる。今から30年近く前に、波動測定にいち早く着目した博士の先見性にも感嘆する。その大胆不敵な積極果敢さこそ、日本の研究者たちは大いに見習うべきだと思う。

しかしながら、当時の「氣能値」測定器は、まだプリミティブなものであった。

博士は、笑いながら語る。

「操作する人間がセンサーになる。だから、氣の乱れている奴がやると数値も乱れる。何人も探したけど、日本人は全員駄目だった。結局、中国奥地の人間を採用した。気持ちが澄んでいるんだね」（笑）

オペレーターの採用エピソードも実に興味深い。

「応募して来た日本人は、ほとんどコンピュータ専門家だったけど、使ってみると結果が安定しない。学校給食で氣がダメになっているんだねぇ」と森下博士も苦笑で眼を細める。

「これに対して中国、長春の医科大で出合った若い女性たちは、ちがった。育ちを聞いてみると学校から帰るとランドセルを放り出して、山に野草を採りに行く暮らしだったんだね。その野草をヒエ、アワなどの雑炊に炊きこんで家族で食べていた。これを聞いて僕は貝原益軒《かいばらえっけん》の教えを思い出した。三分の飢えと寒さ。それが彼女たちの体質、氣質をつくったんだネ（笑）

だから中国から5～6人招いてオペレーターとして採用した。よって私共の「氣能値」測定結果は一番安定しています！」

博士の笑顔は自信満々。中国女性オペレーターは、今もお茶の水クリニックで活躍している。

●屈指のパイオニア・ワーク

オペレーター（操作者）がセンサー……！

これが、初期の「氣能測定」で議論を呼んだところでもある。

中にはインチキだ、と批判の声すら上がった。それも、無理はない。氣エネルギーとは極めて微細なものであり、当時の測定技術では、人体の感知能力に頼るしかなかった。

だから、森下博士の「氣能値」測定も、一般には違和感で受け止められた面もある。

ましてや、医学界は評価以前に黙殺を決め込んだ。それを支えたのが氣の澄んだ中国女性たちだった。

しかし、森下博士は、まったく意に介さず、我が道を堂々と進んで来られた。

たいしたものだと、言わざるを得ない。まさに、大人《たいじん》。自己保身で右顧左眄《うこさべん》で生きている医師、医学者が小者に見えてくる。

近年、ようやく世界でコンピュータを駆使した先端「波動測定」装置が開発され、普及し始めている。しかし、博士は数十年も前から臨床現場で採用してきた。

そのパイオニア・ワークは、改めて深く評価されるべきであろう。

●植物は氣エネルギーで生きる

①腸管造血、②細胞可逆、③細胞新生……の千島・森下学説の一翼を担う森下博士――。

彼が氣エネルギーに着目したのは、植物の旺盛なエネルギーからだ。

「……生き物でも植物は、動物の大先輩です。海から最初に陸《おか》に上がり、過酷な自然環境で発展成長してきた。それは、〝氣エネルギー〟を取り入れ成長進化したからです。具体的にいえば光合成です。炭酸同化作用。大気中の炭酸ガスと水を原料に太陽から氣エネルギーを受けて、みずからの身体を造り生命力とした。だから、植物の氣の感応力は凄いものがあります。春先になると植物は一斉に芽吹くでしょう。そして、樹木など何千年も生き続ける。動物なんて、海から遅れて陸にあがって、植物のお余りで生かしてもらってる。寿命だって、たかが百年足らず。植物に完全に負けてますよ。ウワッハハ……」（森下博士）

私は、講演会で、先生の話を聞いて、ナルホドとうなったものだ。

地球の主人は、植物で、動物は生かしてもらっている、という発想が面白い。

むろん、動物に「氣」の感知能力がないわけではない。

野生動物は、「氣」の感知が長けている。いちばんニブいのは人間サマだろう。

ヨガ行者や気功師は、氣エネルギーを全身で受け止めようと、日々修行している。

われわれも、宇宙や太陽のエネルギーを感知する生き方を、心がけたいものだ。

9 「ベッカー理論」は聞くな！「千島・森下学説」は言うな！

●医学部は言うな聞くな！ タブーだらけ

私は、24年も前の翻訳で、トカゲの脚、再生メカニズムを熟知していたので、それを応用して、切り傷が治るメカニズムを、前出のY医師に伝授したにすぎない。

ところが、Y医師は机を叩いて悔しがったのだ。

しかし、こんなかんたんな当たり前のことすら、医学部は教えていないことに、私のほうが驚いた。ベッカー理論は、小学生でも理解できるかんたんな理論である。

私が翻訳して、すでに24年もたっている。これくらいのシンプルな理論くらい、なぜ教えない？

知人、友人の医師らによれば、現代の医学部では「言ってはいけない」「知ってはいけない」タブーだらけ、だという。

このベッカーによるトカゲ前脚再生の解明には、千島・森下学説が適用される。

同学説は、50年以上も昔に、千島喜久男、森下敬一の両博士によって提唱された画期的な生物・医学理論である。

●医学部は記憶ロボット馬鹿ばかり

その骨子は、前述のように3本柱からなる。

①腸管造血説：血は骨ではなく、栄養分が赤血球に変わる腸で造られる。従来の骨髄造血説は、飢餓状態の鳥の骨に血球細胞が存在することから、血は骨で出来ると早合点したもの。これは、体細胞が血球細胞に変化する「異化作用」にすぎない。

②細胞可逆説：食（栄養分）は血（血球細胞）となり、肉（体細胞）となる。よって「血球細胞」こそが「万能細胞」なのだ。これは、同化作用と呼ばれる。逆に、飢餓、空腹時には、肉（体細胞）は、血（血球細胞）から食（栄養分）に変化する。これが異化作用である。ここで血球細胞と体細胞間の変化を、「細胞可逆反応」と呼ぶ。ベッカーのトカゲ再生メカニズムには「体細胞」↓「血球細胞」と「血球細胞」↓「体細胞」の2段階の細胞可逆が進行したことが、わかる。

ベッカー理論は、千島・森下学説の正当性を証明する実験であった。

●千島・森下学説のチの字もダメェ！

しかし、これから先が仰天ものなのだ。

現代医学では「体細胞は万能細胞にもどらないコトになっている」という。

「なんで!?」とたずねる。すると答えに卒倒する。「教科書にそう書いてある」。

理由は、ただそれだけ。ここに、医学部の難関を突破した教科書秀才の悲喜劇を見る。

彼らの得意は、記憶力のみ。とにかく、教科書に書いていることを、できるだけ速く、正確に記憶したが勝ちなのだ。だから、彼らは例外なく暗記ロボットと化す。

彼らは「教科書は、絶対に正しい」と思い込んでいる。「教科書は、果たして正しいのか？」それを問うのが、真の知性である。ただ、ひたすら教科書の丸暗記に努める。それは、もはや魯鈍である。バッカじゃなかろうか！

ちなみに友人のT医師にたずねる。

「大学講座で千島・森下学説を教えていなくても、学内で自主的な研究サークルでの勉強会などあったでしょう？」

これに対して、温和なT医師は、顔を真っ赤にして滅相もない、と首を激しく横に振った。

「駄目です、駄目です。千島・森下のチと言っただけで、ダメ！」

目の前で両手をバツにした。これには、ただ笑うしかなかった。

まさか、八墓村じゃあるまいし。

「その名を口にしたら、呪われる」とイガクブ村の住民は、畏れおののいておる……のじゃ。

クワバラ、クワバラ……（笑）。

●だからSTAP細胞はある！

つまり、教科書に書いていないから、ベッカー理論はまちがい。彼らは、そう言い張るのだ。

千島・森下学説は、聞いたことがないから、嘘だぁ！

こうなると、もはや、だだっ子である。

ベッカー理論、千島・森下学説、いずれも正当性は、実験でも証明されている。

なら、一時、世の中を騒然とさせたＳＴＡＰ細胞騒動は、どうか？

森下博士は、明快に言った。

「……ＳＴＡＰ細胞はあります。それはリンパ球でしょう。小保方さんは、それが体細胞に変化するのを偶然に観察したのでしょう」

しかし、マスコミ総出で、うら若い彼女を、バッシングの嵐で社会的に葬り去った。

私は、『ＳＴＡＰ細胞の正体』（花伝社）で「現代の魔女狩り」と断罪した。

そして、なんと、最近、ハーバード大学研究チームが、ＳＴＡＰ細胞で国際特許を取得した……というニュースが流れてきた。

やはり、ＳＴＡＰ細胞はあったのだ。しかし、マスコミは、シレッとして、この衝撃ニュースには、いっさい触れない。ＳＴＡＰ細胞が実は存在する……という事実を世間が知れば、マスコミの醜態までもが明らかになってしまうからだ。

私は、このようなマスコミを、肚《はら》の底から唾棄《だき》する。

そして、満天下に訴えたい。「新聞は取るな」「テレビは見るな」。

とくにＮＨＫの小保方さんバッシングは、まさに狂気だった。

そんな悪魔的な放送局に、受信料など払ってはいけない。

●細胞新生：細胞は無から生じる

話を元にもどす。

千島・森下学説の３本目の柱について——。

③細胞新生説：現代医療の悪魔的開祖ウイルヒョウは「細胞は細胞のみから生じる」と説いた。

これも、ウイルヒョウ呪いのドグマとして、医学教科書の中心に鎮座している。

だから、医学部教授から、学生まで、この教義を微塵《みじん》も疑わない。

神様の言うことは、絶対に正しいと盲信しているのだ。

しかし、千島・森下両博士は、細胞の存在しないところから、細胞が発生する様を観察している。たとえば、同学説の基本——食は血となり肉となる——。

食（栄養素）が、血（血球細胞）に変わっているではないか。

つまり、無生物（栄養素）が、生物細胞（赤血球）に変わっている。

つまり、細胞は無から新生したのだ。ここでも「細胞は細胞のみから生じる」というウイルヒョウ説は、崩壊している。

千島・森下学説の「食」「血」「肉」の三者間での「異化作用」「同化作用」こそが、生命現象の根幹であり、循環なのだ。

その変転の過程で、波動が大きな役割を果たしていることは、まちがいない。

それは、ベッカーのトカゲ実験でも、明らかだ。１次、２次治癒電流は、まさに「異化作用」「同化作用」間の、相互作用そのもの。そこで、波動刺戟《しげき》が大きな働きをなしている。

その「波動」刺戟《しげき》で正常なら、これら相互作用も、正常に進む。

異常なら、これら生理作用も阻害、障害されることはいうまでもない。

それが胎児の奇形、発達障がいの悲劇を生み、臓器の奇病、発ガンなどの悪夢を生むのである。

第2章

〝命〟の現象は、すべて〝波〟の現象だ

――誕生、成長、感情、祈り……すべては波動の現れ

1　あらゆる存在物は、すべて振動している

●宇宙万物は固有振動を行なう

「……あらゆるレベル、あらゆる形態において、この宇宙全体がエネルギーなのです。そのエネルギーは、プラナ（生命の力）として知られています。あなたの身体、思考、感覚、そして光も、プラナの一形態なのです。プラナのそれぞれの形態は、バイブレーションの程度と量によって異なります。固体は粗い形態のプラナであり、光は純度の高い形態です」（『BE　HERE　NOW』ラム・ダス著　平河出版社）

「……すべてのモノは、特有のエネルギーというものを持っています。そして、そのエネルギーは、それぞれ固有のバイブレーション（振動波）を発しています」（ブログ『賢者の心得』）

固体、液体、気体……これは、物質の三態です。これらは、熱（振動エネルギー）の度合いによって変化します。

わかりやすい水の例をみれば、固体（氷）↓液体（水）↓気体（水蒸気）です。

「熱」とは構成分子の振動です。つまり、万物は振動しているのです。熱が高くなるほど、構成分子は激しく振動します。そこから、熱は熱線（赤外線など）で放熱されます。だから分子振動と放熱は、万物すべてに共通する性質なのです。

●熱、色、光、音も波動エネルギー

「……（とてもあたりまえのことですが）原子や分子は運動エネルギーを持っていて、絶えず振動運動を行なっています（熱振動）」、「物質の色は、目に入る光（可視光線）の波長によって、決まります（色）」、「音は空気中を伝わる振動によって生じます（音）」（同）

このように「存在」と「波動」は不可分なのです。

だから……。

「……動物も植物も、鉱物も、水も、形あるものは何らかの振動波（波動）を発し、それが、それぞれの存在、そしてバイブレーション（振動波）の発生を確認することができるでしょう」

「……さらに、目に見えない磁場（磁気的現象）や電場（電気的現象）といったものが、私たちのまわりに存在することも、疑いのない事実です」

「……私たちは、そして私たちを取り巻くすべてのものたちは、自ら固有のバイブレーションを発し続ける存在です」

「……同時に、自分を取り巻く、様々なものたちからの、バイブレーションを受け取る存在なのです」（同ブログより）

以上――。

少し哲学的で、むつかしく感じるかもしれませんが、はやくいえば「宇宙に存在するものは、すべてブルブル振るえているよ」というお話です。

それは、「生命」も例外ではありません。

だから生命エネルギーは波動エネルギーなのです。

つまり、あなたも自身も〝振動する〟存在です。

心臓は心拍でリズムを刻み、思考は脳に振動電流を流しています。運動するたびに、筋肉には神経を通じて刺激電流が流れる。さらに、体温の発熱も分子の波動です。

実感しなくても、あなたは生きているかぎり〝バイブしてる!〟のです。

なぜなら、生命エネルギーは、波動だからです。

2　胎児は羊水に浮かび、宇宙エネルギーを受ける

●宇宙エネルギーで発する胎光

私たちの命の始まりは、1個の受精卵です。

それが、母親の胎内で、10カ月間育って、この世に産まれます。

つまり、1個の単細胞がわずか1年弱で、霊長類のヒトに成長するのです。

森下敬一博士(前出)は、このとき「胎児は宇宙エネルギーを受け取って育つ」と断言します。

ノーマン・ウォーカー博士と同じ説です。そのとき、宇宙エネルギー(プラナ)の受信アンテナが脳中枢の松果腺で、分配器が視床下部です。

胎児の発生、成長に宇宙エネルギーが関与している。じつに壮大な発想です。

胎児は、母体内で光を発しています。それは〝胎光〟と呼ばれる神秘的な現象です(**写真18**)。

写真18 ■神秘的「胎光」。胎児シルエットの向かいに注目

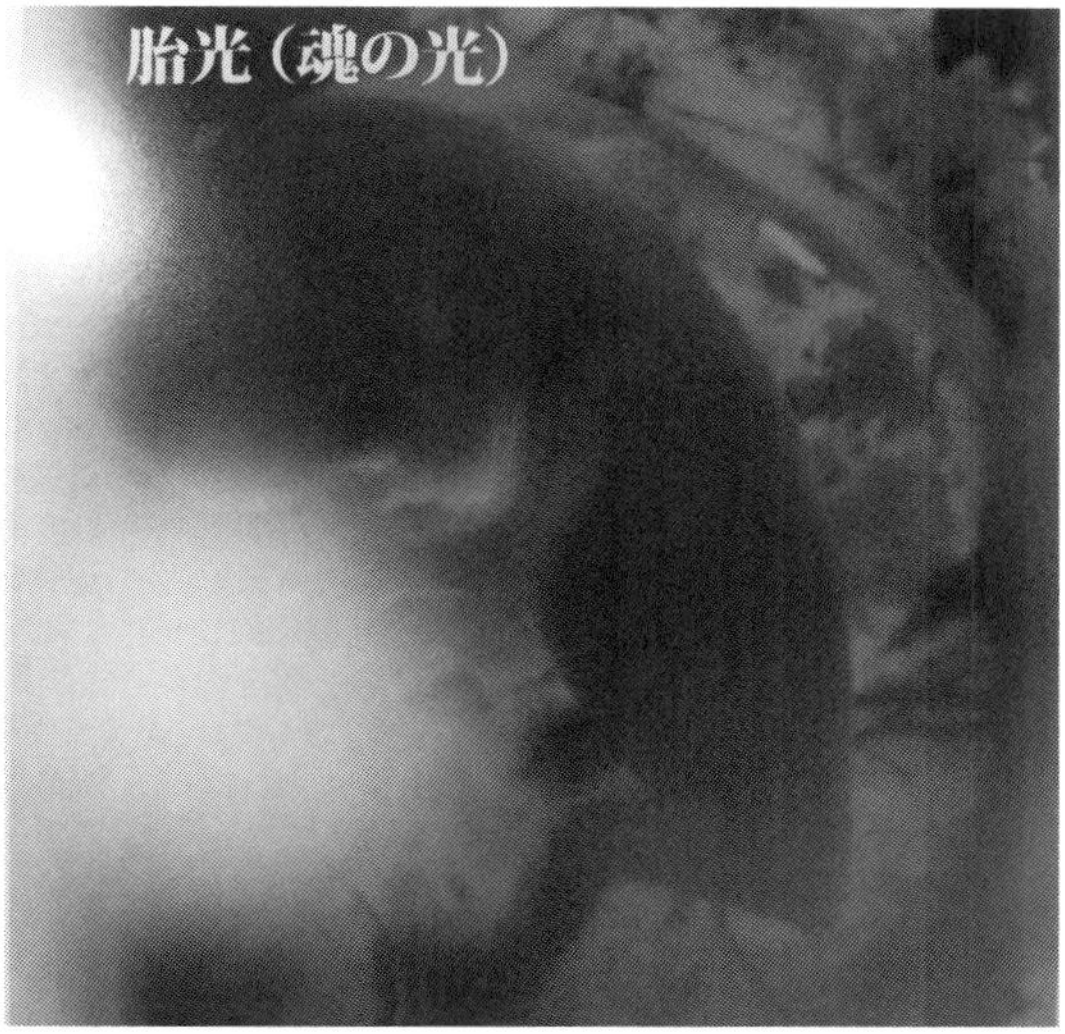

（出典：『音響免疫療法』解説パンフレットより）

まさに、それは宇宙エネルギーが、胎児の生命エネルギーに転化していく過程で発する神秘の光といえるでしょう。

森下博士は著書『生まれてからでは遅すぎる』（文理書院）で、こう述べています。

「……胎児が受精卵から一人前の人間に変化していく過程は、ちょうどダーウィン進化論の圧縮過程です。ダーウィンは原始地球の上に非常に下等な（単細胞の）アメーバが登場して、それが数十億年の間に人間にまで進化したのだと考えた。この胎児の変化は、期間はわずか10カ月ですが、実際は、その数十億年の歴史的な過程を非常に圧縮した形で反復しているのです。だからこそ、胎児は顕微鏡的な存在から、わずか10カ月で3キロの生命体にまで発展するのです」（要約）

●胎教には深い意味があった

博士によれば、単細胞アメーバ状から人体に発展する過程を30億年とすると、胎児はそれを300日ですませている。つまり、母親の1日は、胎児にとって1000万年に相当する。

「……だから、母親が今日1日ぐらいは酔っ払っていいだろう……と、お酒を飲むと、胎児は1000万年の間、アルコール漬けになってしまう」（同博士）

だから、博士は妊娠中の母親の生活を律する胎教には、深い意味がある、と断言します。

「……妊娠中に、非常に怒ったとか、あるいは悲しんだりすると、すぐ副腎ホルモンに影響を及ぼす。怒って顔が真っ青になると、母親のからだの血行が――停止とまではいかなくても――悪くなる。すると胎児の血行も悪くなる。そういう悪い環境におかれます。だから、これが妊娠のごく初期だったら、大変なことになります」（同）

博士は、妊娠中は、心を清めて、きれいなものを見て、美しい音楽を聞く、読書するなどの生活を勧めています。それらが、胎内環境をよくするのです。

このように胎児は宇宙からの波動とともに、母親からも波動を受け取って育ちます。

母親が穏やかな生活を送れば、胎児は穏やかな波動を受け取ります。逆に、落ち着かない生活では、胎児は不安定な波動を受けて育つのです。

生まれたあと、両者に差が出るのは、当然でしょう。

3　「心音療法」は、音響療法の原点である

●お母さんの心臓音で治す「波動療法」

さらに胎児が母体内で受け取る大切な波動があります。

それが、母親の心臓の鼓動……「心音」です。

これこそが、胎児を育む最大の機能といえるでしょう。

『心音療法って何？』という本があります。

著者は、三角泰爾《みかどたいじ》医師（三角クリニック院長）。副題は「子どもの病気は、お母さんの心臓の音で治る」。素晴らしい。これぞ、まさに究極の波動療法です。

「……わが子のひどい喘息が治ったお母さんは言いました。『私って、すごいんですね！　私の心臓の音に、こんなに凄い力があるなんて……』」（同書より）

三角医師からいただいた著書には手紙が添えられていました。

「熊本の地は、やっと春らしく、ポカポカ陽気になってきました。以前、熊本の八代で一度、お会いしたことがあります。このたび、小児科の治療を一変させる心音療法を開発しました。拙著、送ります」

ここにも、真の医療に取り組む一人の医師がいます。

「――薬を使用せず、痛くもなく、副作用もない。ただお母さんの心臓の音を電気信号に変えて、

子どもの身体に聞かせるだけで、治癒する驚異の心音療法――」（同書）

●子宮内の音の記憶がよみがえる

三角医師は「お母さんのお腹は、タイムマシーン？」と言います。

「生物進化35億年をさかのぼり、再現する」

やはり、森下博士と同じように、胎児の母体内での〝進化〟に着目しているのです。

「……受精卵の姿から、脊椎動物の始祖として海の中で生を受けた原始魚類、陸に上がった古代魚、そしてエラ呼吸から肺呼吸へと移った両性類、爬虫類、哺乳類……といった具合に、その姿をつぎつぎと変えながら、胎児は大きくなっていきます」（三角医師 **図19**）

子宮という揺籠《ゆりかご》で育ちながら、胎児が受け取る波動は〝音〟です。

「……それは、絶え間なく響くお母さんの血潮のざわめき、潮騒。子宮の壁をザーザーと打つ大動脈の拍動音、小川のせせらぎのような大静脈の摩擦音、そして、それらの彼方に鳴り響く心臓の鼓動。それは、何か宇宙空間の遠い彼方の銀河星雲の渦巻きを銅鑼《どら》にして悠然と打ち鳴らすような、生命を育む絶対的な響きをつい想像してしまいます」（同医師）

なんと文学的な表現でしょう！　三角医師のやさしさが、伝わってきます。

そして、ふと気付きました。現在、「音響療法」が見なおされています。様々なこころみがなされていますが、共通するのは、生命に原始的な振動を与える……ということです。

私も、それらを体験してみました。そこで体感するのは、太古の記憶を呼び覚ますような感動

図 19 ■哺乳類は胎内で魚類、両性類……と進化をたどる

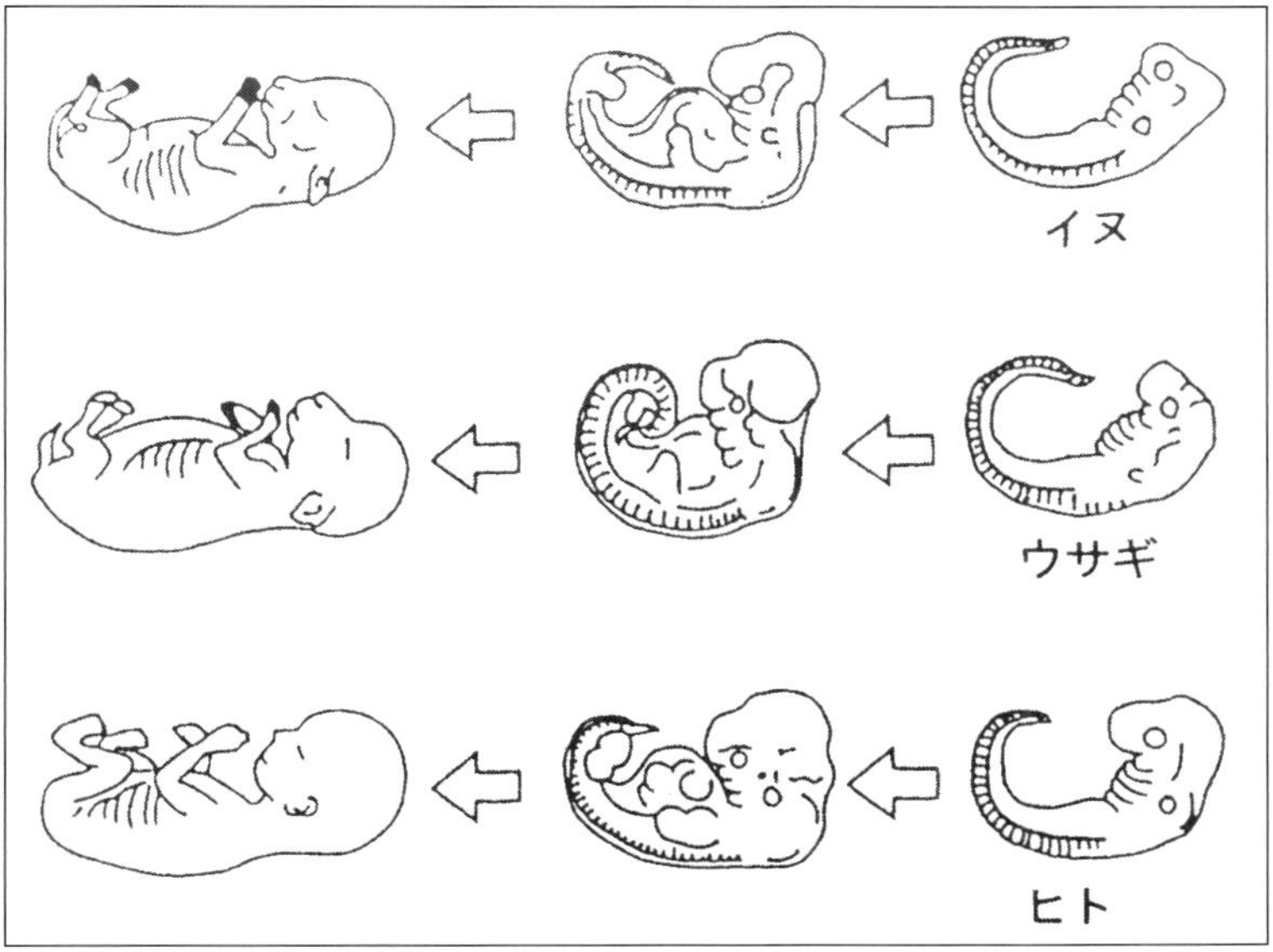

（出典：『心音療法って何？』より）

です。もしかしたら、それは、母体内の音響記憶を、呼び覚ましているのかもしれません。

つまり、三角医師が、開発した「心音療法」は、音響療法の原点といえるのかもしれません。

●よく笑い、お母さんに甘える

三角医師は、「心音療法」で完治した子どもたちの症例も紹介しています。

▼アトピー性皮膚炎：生後10カ月、男児。週1回ペースで心音治療。3回目から、治療直後から急に元気になってきた。キャッキャとよく笑い甘えるように。湿疹も改善した。

▼小児ぜんそく：3歳の男児。心音治療2回目から、母親に急に甘えるようになった。「ママ大好き」と、べったり甘える。母親も可愛くて仕方なくなった。典型的な口呼吸だったが、口を閉じるようになった。その後、大きな発作は一度もない。

▼夜泣き：生後10カ月。男児。3週間前より、突然、夜泣きをするようになった。1時間おきに泣く。母親も寝不足でイライラする。心音療法すると、子どもが急に甘えるようになった。翌日、心音治療中に、母親にべったり甘える。3回の治療で夜泣きはほぼ消滅。

▼風邪：生後2カ月、女児。1回の心音治療で、翌日には咳も治まり、熱も下がった。

この心音治療は、全国の小児科医が、行なうべきでしょう。

三角医師は「子どもが少しでも熱が出ようものなら、すぐに病院にいって解熱剤をもらう母親がたくさんいますが、安易な解熱剤の使用は、つつしんでください」と注意するほど、薬を使わない治療を心がけておられる。

「……ほんらい、子どもの病気は治りやすい。このことを中国の古い道書では次のように記している。『小児7歳までを神童と名づく。神これを守る』。心音治療を通じて、この事実を、より多くの人たち、とくに子どもをもつ母親たちに知ってもらいたい。母親が、子どもにとって、いかに偉大な力の存在であるかを、また凄い力をうちに秘めているかを――」（三角医師）

4　波動療法は、乱れた波動を整え幸福にする

●病気は感情の乱れから発する

心音療法が典型ですが、波動療法の目的は、乱れた生命波動を整え、より自然に近づけることです。

心音療法で、乳幼児が劇的に回復するのも、子宮内での母体の音（心音）を聞かせることで、子どもに絶対的な安心感を与えるからです。

子どもにとって子宮内は、もっとも守られて安心できる世界だったからです。

同じように、成長期や、大人になってからも安心感を与える音は病気の癒し効果があります。

怒り、不安、悲しみ……などは、感情の乱れた波動です。
笑い、安心、慈しみ……などは、感情の整った波動です。

前者は病気を引き寄せます。「病気」とは「気」が「病む」と書きます。「気」とは、生命エネルギーです。それが、病む。

英語で、病気のことを〝ｄｉｓｅａｓｅ〟と書きます。これは〝ｄｉｓ　ｅａｓｅ〟（平安でない）が、語源です。「心が平安でない」つまり「落ち着いていない」。それが、病気そのものなのです。東西で、まさに、いずれもズバリ、病気の本質を言い表しています。

●いつでも笑え、感謝し、喜べる

感情を、波動の波形で表現すると、怒り、不安、悲しみは、波形が乱れています。

これに対して、笑い、安心、慈しみでは、波形はゆったりしています。

それは、脳波の波形でも、一目瞭然です。前者は激しく振動するベータ波で、後者はゆったり整ったアルファ波です。

心電図でも、前者は激しく波打ち、後者はゆったりとした波形です。

自律神経でいえば、前者は交感神経が緊張した状態です。後者は副交感神経が優位となっています。交感神経は活動期に働き、副交感神経は休息期に働きます。

つまり、副交感神経を優位にすれば、リラックスでき、心身は緊張から解放されます。

具体的には、呼吸はゆったり、脈拍はゆっくり、血圧はおさまり、血糖値は下がります。

血球成分では、炎症を起こす顆粒球が減って、免疫を高めるリンパ球が増えます。

感情的には、笑顔が浮かび、愛情が深まり、喜びがわき、人を許せて、感謝と感動が心を満たすようになります。

なんともはや、まさに人生の理想の境地ですね……（笑）。

ヨガの理想郷も、「いつでも笑え、感謝し、喜べる」ことです。

これを、一言で「幸福」というのです。不幸より、幸福な日々のほうがいいですよね。

●自然体なら120歳まで生きられる

古代ギリシャの医聖ヒポクラテスも、こう述べています。

「……人間が、ありのままの自然体で、自然の中で生活をすれば、120歳まで生きられる」

つまり、自然の恩寵《おんちょう》と智慧《ちえ》にしたがって生きれば、理想の長寿を得られる、と諭《さと》しているのです。ここでいう「自然体」「自然の中」とは、自然な「生き方」「環境」のことです。波動医学の観点からいえば——自然な波動で生きよ——ということです。

体内には——

怒り、憎しみ、悲しみ、恐怖など、不自然な波動を発生させてはいけない。

笑い、愛《いと》しみ、慈《いつく》しみ、安心など、自然な波動に生きなさい、ということです。

また、不自然な音、色、香り、味覚などを近付けてはいけない。

これらも波動刺戟《しげき》です。

五感で感じる聴覚、視覚、嗅覚、味覚、触覚……も、感覚器から神経を通じて電気信号で脳

（感覚野）に送られます。そして、不快刺戟《しげき》は、不快信号として脳に送られ、感情や生理を乱します。それは、ストレスとなり、結果として、不健康のもとになり、寿命を縮めることになるのです。

注意すべきは、五感だけではない。

第六感も、忘れてはいけない。その典型が、見えざる不自然な電磁波刺戟《しげき》です。

それは、まず、脳中枢の電磁器官、松果腺を刺戟《しげき》し、全身の内分泌系や神経系を乱します。

電磁波ストレスは、〝人類最後の公害〟といわれるほど、ダメージも深刻です。

新聞、テレビなどメディアや政府は、〝闇の支配者〟にハイジャックされているので、電磁波公害については、絶対に触れません。

自ら、学んで、調べて、自衛するしかない。

5　自然な音は、人も、植物も幸せにする

●心を和ませる1／fのゆらぎ

音による癒し効果で、よく知られているものに「1／fのゆらぎ」があります。

これは、別名〝ピンクノイズ〟と呼ばれる特殊な波形です。

専門的にいえば「揺らぎの程度が、周波数〈f〉に、ほぼ反比例するような分布になっている」揺らぎ現象。

物理がわからないとチンプンカンプンでしょう。

つまり、統計的に単位時間あたりの平均をとろうとしても、一定にならないズレ……。規則性はないが、かといって全くのランダムでもない揺れを指します。

静かに回っているように見えるコマも、よく見ると不規則にゆっくり揺らいでいます。これが〈ゆらぎ現象〉です。見ていると心が和んできます。

規則正しい時計の音は、正確でも聞いていると疲れます。

それに対して、せせらぎの音や滝の音には、なんとなく、心がホッとして癒されます。

これが「1／f」ゆらぎ波動です。いいかえると〝遊びの波形〟といえるでしょう。

それは、音にかぎりません。木漏れ日の揺らぎなど、自然界は「1／fのゆらぎ」リズムに満ちています。それは「生命力が生き生きとしてくるリズムで、魂と共鳴する魂自身のリズム」とする解説もあります。

「1／f」のゆらぎに反応するのは、人間だけではありません。

「1／f」のゆらぎ波形パターンをコンピュータで画面上に光の点で再現した実験があります。それを水槽内のメダカに見せると、揺れる光の点をエサと思い込んで、食いつくしぐさを見せたそうです。これは、専門家によれば、アンコウが獲物をおびき寄せる疑似餌の動きと同じ波形パターンという。つまり「1／f」のゆらぎは、魚類の動きそのものでもあるのです。

●植物はクラシック大好き、ロックは嫌い

植物にも音楽の好みがある。

こういったら、吹き出す人がほとんどでしょう。

しかし、植物にも感情があることは、多くの実験で証明されています。ただ、政府、学界、メディアが、黙殺しているだけのことです。これらは、何度もいいますが、〝闇の支配者〟にコントロールされてきたので、不都合な真実は、絶対に流しません。そして一般の人々は、マスコミが全てを報道してくれている――と信じきっています。こうして〝洗脳〟された人々は、真実を語る学者などを、トンデモ学者とあざ笑うのです。

話を、植物と音楽にもどします。

有名な実験があります。アメリカ、デンバーに住むD・リアラック夫人が行なった実験です。夫人は、自らもソプラノ歌手だったので、音楽の学位を取るため、特異な研究に着手します。

それが「植物と音楽」の実験です。

まったく同じA、B2つの温室を準備し、同じ種類の植物を栽培します。

■温室A：クラシック専門の番組を流すラジオを入れた。
■温室B：ロック音楽専門の番組を流すラジオを入れた。

すると、両者の植物に奇妙な変化があらわれた。

クラシックを流したAの植物は、ラジオのほうに向かって伸びて来た。そのうち1本の植物は、ラジオの周りにやさしく巻き付いていた。

いっぽう、ロック音楽のBは、植物はみなラジオから遠ざかるように伸びていた。

さらに、ガラスの壁をよじ登ろう、逃げ出そう、としていた。

植物の成長にも大きな違いがみられた。

■A：クラシックを聞いたキンセンカは、満開で花を咲かせた。

植物は元気に育ち、根も深く長く伸び、温室Bの4倍もあった。

■B：ロックを流した方のキンセンカは、2週間後に全滅した。

他の植物もヒョロヒョロ伸びるが、極端に小さな葉しか出さず、成長が止まったり、

2週間後には死滅したりした。

植物は、異常に多くの水を消費したが、根の伸びはまだらで、貧弱だった。

夫人は、この実験結果に、おおいに驚いた。

さらに、植物のロック嫌いを確かめるため、強烈なスチールドラムを聞かせる実験を行なった。

すると、植物はドラムの音を嫌がり10度ほど反対方向に傾いていった。

逆に、バイオリンなど弦楽器を聞かせると音源に向かって寄ってきた。バッハのオルガン曲だと35度も傾いてきた。まさに、植物が聞き耳を立てている。

なんとも、愉快な実験で、場面を想像するだけで楽しくなる。

この結果は、全米に大反響を呼び、ＣＢＳテレビが、まったく同じ方法で追試をしたら、まったく同じ結果が出た。つまり、植物はクラシックが大好き、ロックが大嫌い、という真実が証明されたのです。

●感情を示し植物電流は激しく反応

植物がロックを嫌ったのは自然界に存在しない不自然な音、リズムだからです。

逆に、クラシックを好んだのは、韻律、音色などが自然界の音に近かったからでしょう。

つまり、「１／ｆ」のゆらぎに近いため、植物たちは〝聴き耳〟をたてたのでしょう。

これも、植物に〝感情〟があることの証明といえます。

植物の〝感情〟を証明した実験も数多くあります。

まず、植物の数カ所に電極を付けます。すると、植物自身が発する電流が測定できます。

そして、植物に向かって「ぶった切ってやる」など攻撃的な言葉を投げ付けると、植物電流は、大きく振動し反応します。残酷ですが、植物の前でウサギを殺すと、電流グラフは、激しく振動します。まるで、それはウサギの死に衝撃を受け、悲鳴を上げているようです。

これらの実験から実験者は、「明らかに植物には防衛や共感の感情が存在する」と結論づけています。

●音楽で牛乳は出る、菌は育つ

この実験にナルホドと思う人も多いでしょう。

お花好きなら、思い当たるはず。「おはよう！」「元気？」と植木に声をかけて水をやるのと、そうでないのを比べると、花の咲き方が、明らかにちがうのです。

人間以外の動物にも、いい音楽や声に反応する〝感情〟は、存在するようです。

酪農家は、クラシックを聞かせると牛乳の出がよくなる、といいます。

醸造家によれば、発酵蔵で、やはりいい音楽を聴かせると菌の働きが全然違うそうです。

以上の実験は、各々、厳密に行なわれ科学的検証にたえるものばかりです。

植物も、乳牛も、菌類も、生物はすべて波動エネルギーで生きています。

そこに、心地好い音響波動が与えられれば、生理活性するのも、理の当然といえます。

しかし、マスコミが作り出した〝常識〟に〝洗脳〟されている人々は、ただ嘲笑《あざわら》うだけです。

自分達が、真実から遮断されたタコツボで生きていることに、まったく気付いていないのです。

6　体に「良い音」「悪い音」「危険な音」

●非可聴域カット！　ＣＤの大失敗

音は心理と健康に、実に深い関連があります。

たとえば、ＣＤで音楽を聞くと、じつにクリアなサウンドです。しかし、なんとなく疲れてくる。CDが2万2000ヘルツ以上の音をカットしているからです。理由は、「人間の可聴域は20〜2万2000ヘルツなので不要な周波数域はカットした」という。

しかし、これがCD開発者の浅知恵でした。これ以上の高周波域の〝音〟も、聴覚で感知しなくても、身体は体感として〝聴いている〟のです。

それを証明する実験があります。

「2万2000ヘルツ以上の音をカットした音楽を聴かせると、被験者のアルファ波が減少し、カットしていないレコード盤を聴かせるとアルファ波は増加した」（放送教育開発センター、大橋力教授ら）

この実験から、耳に聞こえないとされていた高周波の音に、意識をリラックスさせる効果があることが、証明されたのです。

CDでクリア・サウンドの音楽を聴いても、なぜか疲れるのは、その音が自然界に存在しないからです。不自然な音を聴いていると、疲れるのは当然です。

●アナログレコード復活の理由

最近、アナログのLPレコードが、大変なブームです。プレーヤーも年に10倍近い売上増だそうです。

レコードには2万2000ヘルツ以上の自然な音も採録されています。だから、その自然な響きに魅かれたオーディオマニアがアナログに回帰しているのです。

高周波を含んだ音は――魂自身が発する音で、魂を調律する力がある――という。

具体的には、響きが豊かな、比較的高い音域をもったバイオリンやフルートなどから発する音色です。専門家によれば、バイオリンとフルートの音色は「もっとも脳の視床下部を刺戟《しげき》する」という。ここは、各種、神経ホルモン内分泌を指令する部位です。

ここから快感ホルモン（エンドルフィン）や感動ホルモン（ドーパミン）、理性ホルモン（セロトニン）などの分泌指令が出されます。

つまり、高周波の音色で視床下部が刺戟《しげき》され、快感ホルモンなどが分泌され、深い感動に満たされる……というメカニズムです。

●低周波公害で自殺者まで出た

では、低周波はどうでしょう？　それは1～100ヘルツ程度の音です。

とくに、20ヘルツ以下は、人間の耳で聞き取れない、とされています。これら強い超低周波は、人体には極めて危険です。トラックの振動、エアコン室外機の振動など。それは、耳には聞こえないが、不快振動として伝わり、次のような不快症状を引き起こすのです。「吐き気」「めまい」「頭痛」「イライラ」「自律神経失調症」など。なかには、隣家のオール電化用・室外機コンプレッサー振動で不眠症になり、自殺した悲劇も発生。政府もこれら低周波公害の存在を認めています。

7 波長が「合う」人、「合わない」人とは？

●合うと増幅し合わないと反発する

「どうも、あいつとは波長が合わねぇナァ……」

思わず、こうつぶやくことがありませんか？

それは、本当に波長が合っていないのです。

喜怒哀楽といいます。喜んだり、怒ったり、考えたりするとき、脳には特殊な波形の電流が流れます。それは、一部脳波で観察することもできます。

人間関係では、これら感情、思考が、互いに相乗作用するのです。

(1)波長が合う：あなたの脳の波動（バイブレーション）と、相手の波動が、同調し、増幅するときです。同じ形の波と波が出会うと、さらに重なって大きな波になります。そんなときは気分が高揚し、互いにのってきます。

具体的には、会話で話題に「そうそう！」とうなずき、笑顔で相槌を打つような状況です。

(2)波長が合わない：異なる波形の波動（バイブレーション）がぶつかると、打ち消し合ったり、波形が乱れたりします。

会話では、何か言うと「でもねぇ」とか「イヤイヤ！」とか否定的な答えが返ってきます。お互い、気まずくなって会話がとぎれます。

⑶波長が反発する：これは、たとえば怒りの感情を相手にぶっつけたら、反発して跳ね返ってきた。そんなケースです。いわゆる〝倍返し〟ですね。これは、波長が合わないより質《たち》が悪い。コンクリート壁にぶつかって、戻って来るようなものです。

これでは、コミュニケーション不能。人間関係は崩壊しています。

⑷波長が呑まれる：気が小さい人が、気の大きい人に呑まれる現象です。水面の波でも、小さな波は、大きな波に呑まれて跡形もなくなります。

相手に呑まれないためには、自分なりのはっきりとした、大きな波動を発信することです。

このように、人間の波動エネルギーも、相手次第で「同調」「増幅」「打消」「反発」「消滅」などの相互作用を受けます。

だれとでも、心の波長を合わせる。そんな生き方が理想ですね。

すると、相手とは緊張や敵対ではなく、融和、友愛の関係が生まれます。

その秘訣は、思考、感情、愛憎、嗜好を否定するのではなく、一度、共感してみることです。

「それも、ありかもね」と……。

すると、心の波長、波形が同調して、波動エネルギーが共鳴、増幅していきます。

8　心情の波動は、似たものを引き寄せる

●同じ波動同士は同調し増幅する

波動原理の1つに同調波があります。

つまり、波動は同種のものを引き寄せるのです。

「同じようなバイブレーション（波動）同士は、同調し、増幅する」

つまり、同種の波長や波形のバイブレーションが重なると、「同調効果」によって、その振幅数は高まります。

これは、人間同士の「引き寄せ効果」を生み出します。

「……私たちは、自らがバイブレーションを発し、そして、バイブレーションの影響を受ける存在です。そのため、私たちは『自分自身のバイブレーションを高めてくれるような、自分と同種のものたちを引き寄せたい、近づきたい』という思いを無意識のうちに抱き、そして、そのような行動をとっています。自分と波長が合う人（感性が合う人）と一緒にいたいと思うようになったり、自分のバイブレーションに合いそうな場所に足を運びたいと思ったり、そんな思いにかられたことは一度や二度ではないはずです」（ブログ『賢者の心得』より）

これは「類は友を呼ぶ」という現象です。波長が合う。それは、好みが合う。だから、気が合う。楽しい。「同好の士が集まる」などは、まさに、この現象です。

●不安は不安を呼び、祈りは治癒を呼ぶ

しかし、ここでブログは警告しています。

「……ここでしっかり認識しておくべきことは、引き寄せるものは、その人が『希望する』ものではなく、その人と『同じバイブレーション・レベルのもの』という点です。もし、ある人が、常に不安を抱き続ける傾向をもっているならば、その人の周りには、不安を感じやすい人が集まり、不安を感じさせるような出来事や場面が多く集まる、ということです」(同)

つまり、同調波動の〝引き寄せ〟は、いい面ばかりではない。悪い面もあるのです。

こうなると「蛇の道は蛇」。悪い奴の周りには、悪い奴がウジャウジャやって来る。

あるいは「不幸の手紙」のようなもの。不幸な人は、不幸や不運を引き寄せる。

「……もし、その人が不安を望んでいなくても、その人が発する波動に引き寄せられる人や物が存在してしまう以上、その現象を拒むことは出来ません。それから、離れたいと思うなら、自らが発する波動レベルを引き上げることです」(同)

ちなみに、昨今、「祈り」の持つ神秘の力の研究が進んでいる。「祈られた人」と「そうでない人を比較すると病気の治癒率など、明らかに有意差がある、という。

祈りの波動エネルギーは、どうやら時空を超えて相手に届くようなのです。これも一種の〝引き寄せ〟です。それは遠隔気功と同じ原理と思われます。

第3章「宇宙」「存在」「生命」——神秘は波動が解明

——ミクロからマクロまで、危機は電磁波汚染にある

1　宇宙は〝見えない力〟電磁場で満ちている

●古代人の直感は正しかった

「……先史時代、世界中のあらゆる人々はこう考えていた。身の周りに、自分たちの生命を支配する不可思議な力が満ち満ちていると……。いま、私たちは、これらの迷信を一笑に付してしまう。なぜなら、われわれは、そんな力が存在しないことを知識で〝知っている〟からだ。だが、その知識は十分だろうか？」（ロバート・ベッカー博士）

これは、名著『クロス・カレント』の書き出し。

博士は、太古の人々より、現代人のほうが〝迷信〟に囚《とら》われている事実を、明らかにしていく。

なぜなら、古代人の直感は、正しかった。

目の前の何も見えない空間から、天の果てまで、宇宙は不可思議な力に満ち満ちている。

それが、「場」（フィールド）のエネルギーだ。

真空は、「無」ではなかった。一見、何もない真空には「場の力」が満ちている。

それは、３つの場……つまり「電場」「磁場」「重力場」である。

そのうち生命に大きな影響を与えるのが「電場」「磁場」である。これらは、併せて「電磁場」と呼ばれる。それは、静かにじっとしていない。

宇宙空間を、光の速度で波の形で超高速移動している。

これが、電磁波である。

ベッカー博士は続ける。

「……過去、５００年以上もの間、科学者たちは矢継ぎ早に私たちに、自らの生活と運命とを支配する力を与えてくれた。しかしながら、今や、研究者たちは、こう告げているのだ。この複雑に入り組んだ、われわれの生きている環境は、なんと巨大な目に見えぬ力に満たされている……と。——電磁波の力——それが生物に影響を与えているのだ」

「……この事実は、まだ知られてから、ほんの30年ほどにしかならない。ちょうど人類が宇宙空間に飛び立ち、探査を行なったり、さまざまな実験を行なう可能性を追求する過程で、この『電磁波の問題』に光が当てられるようになってきた」

●地球を太陽風から守る〝磁気圏〟

地球は巨大な磁石である。地球の核（コア）は溶けた鉄である。

それは自転しながらN極とS極をもっている。そして「太陽からのエネルギーが、この単純な形状の磁場を歪曲させ、揺さぶっている」（ベッカー博士）。

これが、「地球磁気圏」である（図20）。

太陽から吹き付けて来るエネルギーが「太陽風」だ。それは、高エネルギーの荷電粒子（イオン）等で構成される。この圧力で、地球の電磁場は、大きく歪められている。

「太陽風」は、イオン粒子に加えて、X線のような有害放射線を大量放射している。

図 20　■地球の“巨大な磁石”が人類を守ってくれている

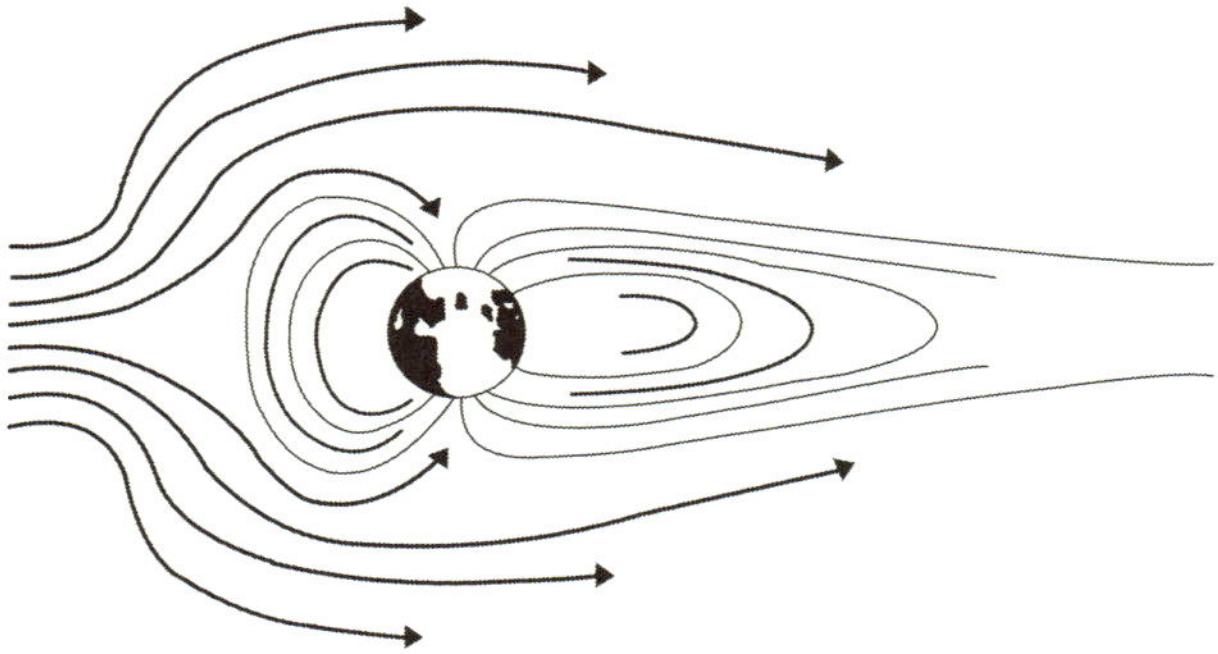

“地球磁気圏”は、地球を取り巻く複雑な形の磁場である。これは地球の磁場と“太陽風”との相互作用で形作られる。太陽に向いた方角の地球磁場の磁力線は圧縮され、反対側の長い“尾”のように引き延ばされる。　（出典：『クロス・カレント』より）

図 21　■N極、S極の地球「磁場反転」が動物を絶滅させた

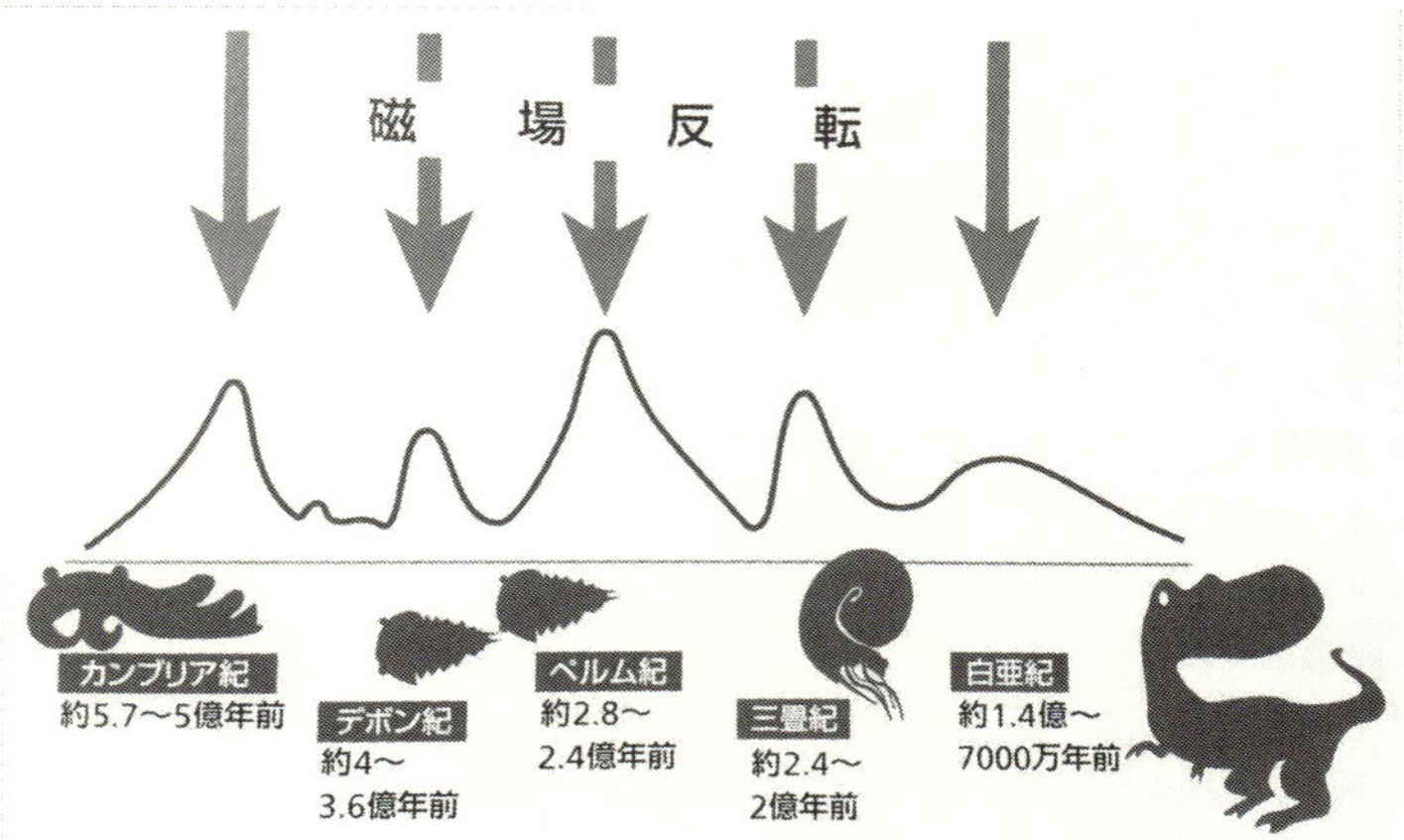

動物の総数は地質学上の時代を代表する。グラフの曲線の昇りは新種の動物の数、下りはそれが絶滅し始めたことを示す。　（出典:『ケータイで脳しゅよう』より）

「……地球を覆う〝地球磁気圏〟は、これら放射線を吸収したり、脇にそらしたりして、地球を守ってくれているのだ。この防御がなければ、磁気圏の外の環境で、生命が生き得ないのと同様、生命は地上にも存在しえない」「宇宙飛行士が、地球磁気圏の外側で太陽風の〝風〟に遭遇するようなことがあれば、彼の生命はひとたまりもない。まさに、地球磁気圏のおかげで、われわれ人類は、膨大な力と悪意に満ちた暗黒の宇宙空間にぽっかり浮かぶ、この〝小さな島〟の上で、守られて生きているのだ」（同）

2　危険な電磁波汚染で人類絶滅が迫る

●古世代「種の絶滅」の謎

ベッカー博士は、古世代の「種の絶滅」の謎も解明している。

化石調査により、古世代は、５回も「種の絶滅」を繰り返している（図21）。

それは、カンブリア期、デボン期、ペルム期、三畳期、白亜期……に起きている。

その絶滅メカニズムは、地球の「磁気反転」にあった。

これは、地球という〝磁石〟のＮ極とＳ極が入れ替わる現象である。

「……種の絶滅は、地球のＮ極とＳ極の磁気反転の直後に起こっている」（図21）

そのとき、〝地球磁気圏〟の保護層となる磁場も半分くらいの強度に低下する。それだけ、致死的な太陽風が地表に降り注ぐ。それが「種の絶滅」の引き金の１つとなったことは、まちがいない。さらに、ベッカー博士は、第2の深刻な原因を提唱した。
「……磁極反転は、地磁気の超低周波（ＥＬＦ）の大変動をともなったはずである」
つまり、「種の絶滅」は、磁気反転にともなう⑴太陽風の直撃、⑵地磁気（超低周波）の激変……2大要因で、発生したという説である。

●次の〈種の絶滅〉は人類である

とくに、深刻なのは⑵地磁気の周波数変動である。
「……地磁気の超低周波の周波数変動は、まず動物たちの行動変化をもたらした。結果として、より進化した種の生存能力を弱めてしまった」「Ａ・リボフ博士は、このような周波数の変化は、欠陥のある子孫が生み出されて動物の繁殖に影響を与える、と主張している」（ベッカー博士）
電磁波には、発ガン性、催奇形性、免疫毒性、行動異常……など、恐ろしい有害性がある。

ここで、博士は、戦慄すべき事実に気づく……。

――次に来る〈種の絶滅〉は、われわれ人類ではないのか！――

地球の磁気反転が起こらなくても、巨大隕石が激突しなくても……人類は絶滅する……！
なぜなら、人類は文明の名のもとに、有害電磁波を激増させているからだ。

「……われわれは、地球の自然な磁場の中で生きているが、一方で、膨大な地球規模の人工的な電磁波ネットワークを作り出している」「肉体の電気と、地球本来の電気の両方が、この人工電磁エネルギー濫用により変質し、損なわれてきた……」「なぜなら、いまや、われわれ人類は〝エネルギーの海を泳いでいる〟からである」（ベッカー博士）

そして、電磁波汚染による人類絶滅という破局が迫っている。

「……原始より、生命は地球の自然な電磁的環境に依存してきた。今日、この自然な電磁波環境は、かつて決して存在しなかった人工的電磁波の奔流に押し流されている」（同）

『クロスカレント』は、博士も断言するように「レイチェル・カーソン女史の『沈黙の春』に匹敵する恐ろしい警告を発している」「われわれは、女史が警告したものとは別の、もう１つの目に見えない危機に直面している」（同）。

それは、身の回りに溢れる恐怖の電磁波汚染である。

「……この危機に立ち向かう術は、市民による一層協力した行動のみである」（同）

3　見よ！　電磁波の恐るべき10大有害性

●政府、テレビ、新聞の絶対タブー

ベッカー博士は、明解に断言する。

「……あらゆる人工的な電磁波は、周波数に関係なく有害である」

その10大有害性とは――。

⑴成長細胞に悪影響
⑵ガン細胞の成長促進
⑶強い発ガン作用
⑷胎児の異常・奇形
⑸神経ホルモンの変化
⑹自殺衝動を引き起こす
⑺異常行動の原因
⑻生理リズムを乱す
⑼ストレス反応を起こす
⑽学習能力の低下

ここまで読んで、耳を疑った人がほとんどだろう。

「はじめて聞いた！」。

絶句するあなたの顔が目に浮かぶ。いまだ、困惑して、半信半疑だろう。それも、当然だ。

政府も、教育も、さらに、新聞、テレビさえ、電磁波に触れることは、絶対タブーである。

●新聞もテレビも腐った〝洗脳〟装置

まず、マスメディアは、スポンサーが絶対に許さない。

朝日新聞の若いI記者は、私の面前でサラッといった。

「朝日は、電磁波問題、書けないんですよネ」

あまりに、平然と口にするので、こちらが当惑したくらいだ。

これは、他のメディアもまったく同じ。日経新聞の若手M記者は、悔しそうにこう言った。

「日経は、スポンサー企業に絡むことは書けません。言えません。喋《しゃべ》れません。僕たちはジャーナリストなんかじゃありません」。

私には百人近い新聞記者の友人、知人がいる。

なんど、彼らの口から、同じ嘆きを聴いたことか？

あなたは「本当のことを流せない」テレビの前に座り、「本当のことが書けない」新聞を広げているのだ。そうして、日本人はその情報源の94％をテレビに依存している。

まさに、家畜並みの〝洗脳〟システム……。

嘆いていても、始まらない。話を進めよう。

4　有害メカニズムを解明！「サイクロトロン共鳴」

●世界初！　電磁波有害作用を証明

電磁波とは、電気と磁気の波動（振動）である。

それに、どうして10項目もの、恐るべき有害性があるのだろう。

ベッカー博士は、その有害メカニズムも、明解に解説している。

それが、「サイクロトロン共鳴」である（図22上、中、下）。

「……『サイクロトロン共鳴』によって、正常、異常を問わず電磁波が、どのようなメカニズムで生物学的影響をもたらすかを、われわれは正しく理解することができる」（ベッカー博士）

この原理図で、電磁波による有害メカニズムは、完璧に理解できる。

さすが、ベッカー博士。彼は電磁生体学の世界屈指の権威である。ノーベル生理・医学賞に、2回もノミネートされている。なのに、受賞を逃したのには訳がある。

彼はアメリカ軍が計画していた低周波通信ネットワーク構想（サングィン計画）に、たった1人で対決して、中止に追い込んだからだ。これは、深海の原子力潜水艦と地上司令部を結ぶ通信網。全米を網羅する通信網が、もしも完成していたら、米国民はすさまじい電磁波被ばくにさらされたはずだ。

「……アメリカ国民の生命と財産を守るはずの米軍が、国民の生命と財産を危険にさらそうとし

図 22　■電磁波がなぜ危ないか？　その謎が解明された！（電磁波エネルギーが、量子の運動エネルギーに転嫁）

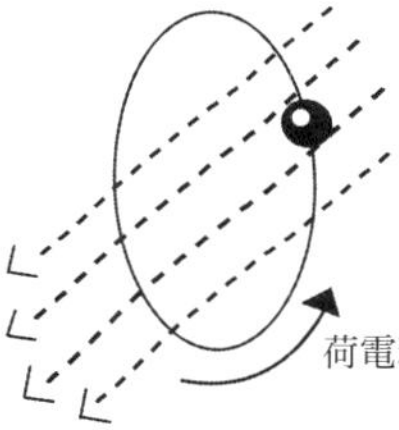

定常磁場と直角方向に旋回運動する荷電粒子。旋回軌道上の回転速度は粒子の荷電量／質量の比と、磁場強度によって、決定される。磁場強度が弱まれば、旋回スピードもゆっくりしたものになる。

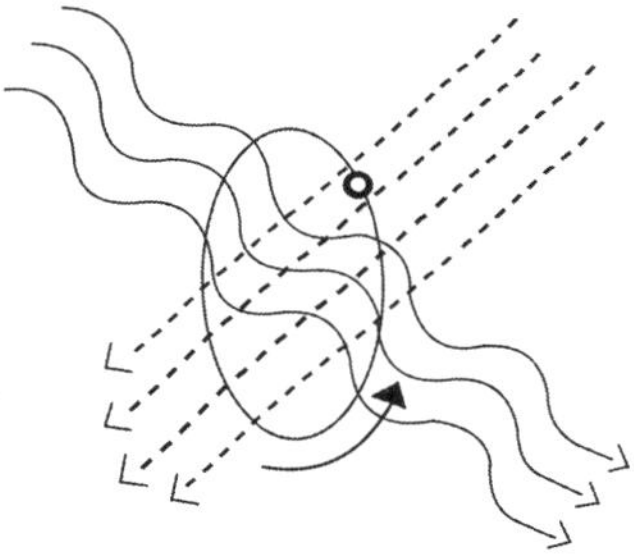

磁場に、直角に振動する電場を当ててみる。その振動数を粒子の回転スピードを等しくすると、電場からエネルギーが、粒子に移行する。

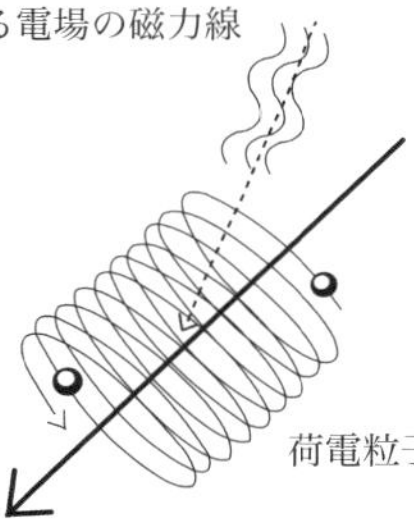

周波数 90 以下で共鳴する電場を定常磁場に当てることによって作られたらせん運動。

ている」

彼は公聴会で、真っ向から軍部を批判した。

私は、その場面を想像するだけで、感動で身が震える思いがする。

こうして、博士は電磁波による生体傷害メカニズムを、世界で初めて明らかにした。

それだけでも、この『クロス・カレント』出版の意味は、実に大きい。

●DNAや細胞破壊を完璧に証明

ベッカー博士の解説は簡潔だ。

▼「荷電粒子あるいはイオンが、空間中の（地磁気のような）定常磁場におかれると、それは磁場と直角方向に、円または螺旋（らせん）運動を始める。その回転運動のスピードは、荷電量と粒子の質量との比率、そして磁場の強さによって決定される」（図22上）

▼「磁場に、直角に振動する電場を当ててみる。その振動数（周波数）を、粒子の回転スピードと等しくすると、電場からエネルギーが、粒子に移行する。荷電粒子は、より多くのエネルギーを受け取っている」（図22中）

▼「もし、電場の方向が、ほんの少し直角方向とずれていたら、どうか？　粒子は螺旋（らせん）状に動くだろう」（図22下）

そのずれの角度が大きくなると、荷電粒子は、勢い余って、どこかに飛んでいってしまう。これが、電磁波によるＤＮＡ破壊、細胞破壊のメカニズムである。

見えない電磁波エネルギーが、荷電粒子に運動エネルギーを与え、その結果、ＤＮＡや細胞は破壊されるのだ。これが、電磁波が生体傷害を起こす基本的なメカニズムである。

「……図22の電場の代わりに、振動する電磁波を代用することができる。しかし、それは定常磁場に対して、平行に加えなければならない。こうして、やはり『サイクロトロン共鳴』を生み出すことが可能なのだ。定常磁場と一緒に振動する電場がありさえすれば、これらが荷電粒子に働きかけるので、『サイクロトロン共鳴』は、いつでも発生させることが可能だ」（ベッカー博士）

●細胞からミネラル分が漏出する

電磁波の生体障害の１つに細胞からのミネラル溶出がある。

たとえば、実験動物の脳細胞に電磁波を照射する。すると、例外なく神経細胞からカルシウム・イオンが溶出してくる。細胞内のカルシウム・イオンがどうして、細胞膜を透過して、細胞の外ににじみ出てくるのか？

研究者の間でも、ミステリーだった。しかし、ベッカー博士による「サイクロトロン共鳴」現象の解明で、そのメカニズムもはっきり判った。

細胞内のカルシウム・イオンは荷電しているため、電磁波照射により「サイクロトロン共鳴」反応を起こし、電磁波から運動エネルギーを得て、螺旋運動を起こし、その勢いで細胞膜を突き抜けて、細胞外ににじみ出たのである。

これは、一種の細胞破壊である。つまり、電磁波には、細胞破壊作用があることが、立証された。細胞から溶出するのはカルシウム・イオンだけではない。

定常磁場と照射する超低周波の組み合わせにより、リチウム、ナトリウム、カリウムの各イオンも細胞から溶出する（グラフ23）。

つまり、この現象は、電磁波に被ばくすると、細胞内の各種ミネラル分が、電磁波に共鳴して、細胞から漏れ出すことを示す。これは、ミネラル漏出による細胞破壊であり、そのような細胞は死滅することはいうまでもない。

●細胞分裂阻害でガンや奇形に

ベッカー博士が指摘するように、電磁波には強い発ガン性、催奇形性がある。

それは、分裂中の細胞が電磁波被ばくすると、細胞分裂が阻害されるからである。

細胞分裂するとき、いうまでなく遺伝子は束になって、対の染色体になる。

それは、細胞分裂で、両側に紐状の糸で引き離され、２つの細胞に分離する（有糸分裂）。

ところが、電磁波照射された細胞は、分裂で異変が生じる（図24）。

染色体の対の間に、異様な「橋」（ブリッジ）ができて、染色体が分離不能となっている。

いわゆる、染色体異常で細胞分裂が阻害されたのだ。

ＤＮＡ（遺伝子）は、二重ラセン構造で構成されている。その間を、ちょうどハシゴの踏み板のように４種類の塩基が連なっている。その順列組み合わせで、遺伝情報はＤＮＡに配列されて

グラフ 23 ■「サイクロトロン共鳴」でイオン溶出し細胞破壊

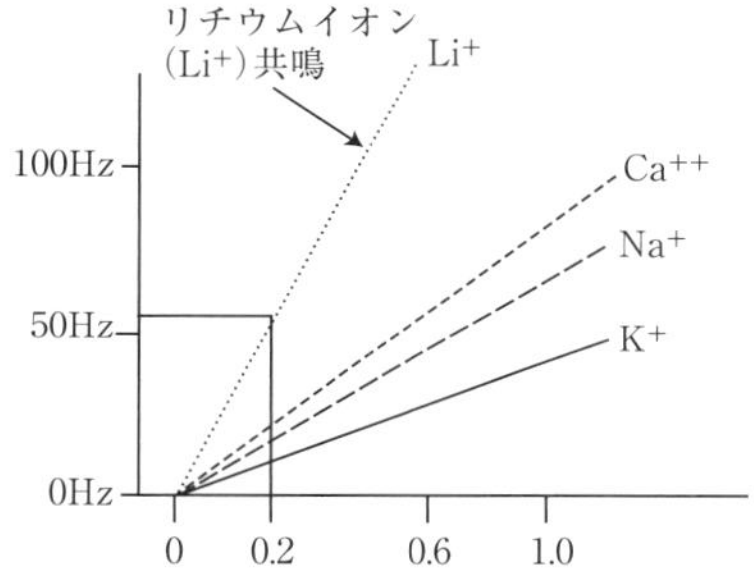

定常磁場の強さ（横軸）と、いくつかの重要なイオン「サイクロン共鳴」を発生させるために振動電場の周波数（縦軸）との関係。トーマス、スクロット、そしてリボフの実験によれば､60 ヘルツの波動電場は､リチウムイオン（Li+）に「サイクロトロン共鳴」を起こすために、0.2 ガウスの定常磁場を必要とする。地磁気の強さの自然な範囲は、地方で異なる 0.2 から 0.6 ガウスの間である。

図 24 ■電磁波による染色体異常で細胞分裂が阻害される

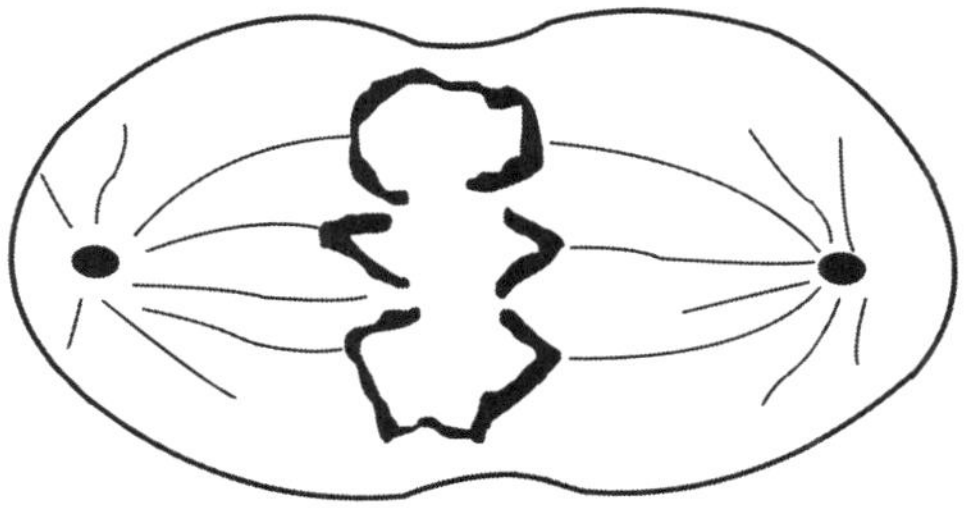

分裂終期で、染色体の対の間に、異様な橋（ブリッジ）ができてしまった例。これは 27 メガヘルツの電磁波照射の後に発生した。見たところ、２つの姉妹の染色体は完全に分離することは難しそうである。この場合、２つの娘細胞はまた、等しい量で、等しい内容のない遺伝子情報を得ることができない。発癌遺伝子が生じるかもしれない。

(出典：『クロス・カレント』より)

いる。細胞分裂のときは、二重ラセン構造が2つに割れて、対の二重ラセン構造が形成されていく。そのとき、いったん塩基の〝ハシゴ板〟は、〝ハシゴ枠〟から離れて、再度、新たな枠に付着する。これらは相互にイオンで電気的に接合されている。

いったん分離した塩基が、再度、二重ラセン構造に付着するとき、電磁波照射を受けるとどうなるか？（**図25**）

まさに「サイクロトロン共鳴」により、塩基イオンは揺すられ、正確な枠の1つに付着できない……。そして、とんでもない箇所に接着されたりする。

これが、遺伝子破壊である。**図25**の細胞分裂途中に、染色体に異常が出現したのも、「サイクロトロン共鳴」による異常振動で、染色体同士がくっつき、ブリッジになってしまった。「細胞は遺伝情報を得ることができない。発ガン遺伝子が生じるかもしれない」（ベッカー博士）あるいは催奇形性で、先天異常児の出産につながりかねない。

グラフ26は、電磁波強度に比例して、遺伝子（染色体）異常が増えることを証明している。

●送電線で子どものガン5・6倍

電磁波により深刻な健康被害を受けるのは、主に胎児や子どもたちである。

細胞分裂が盛んなので、それだけガン、脳しゅよう、白血病などになりやすい。

「**グラフ27**」は、スウェーデン、フィンランド、デンマーク北欧3カ国の調査データを統合した報告だ（ノルデック報告）。

図 25　■細胞分裂時、電磁波のエネルギー振動が襲うと……

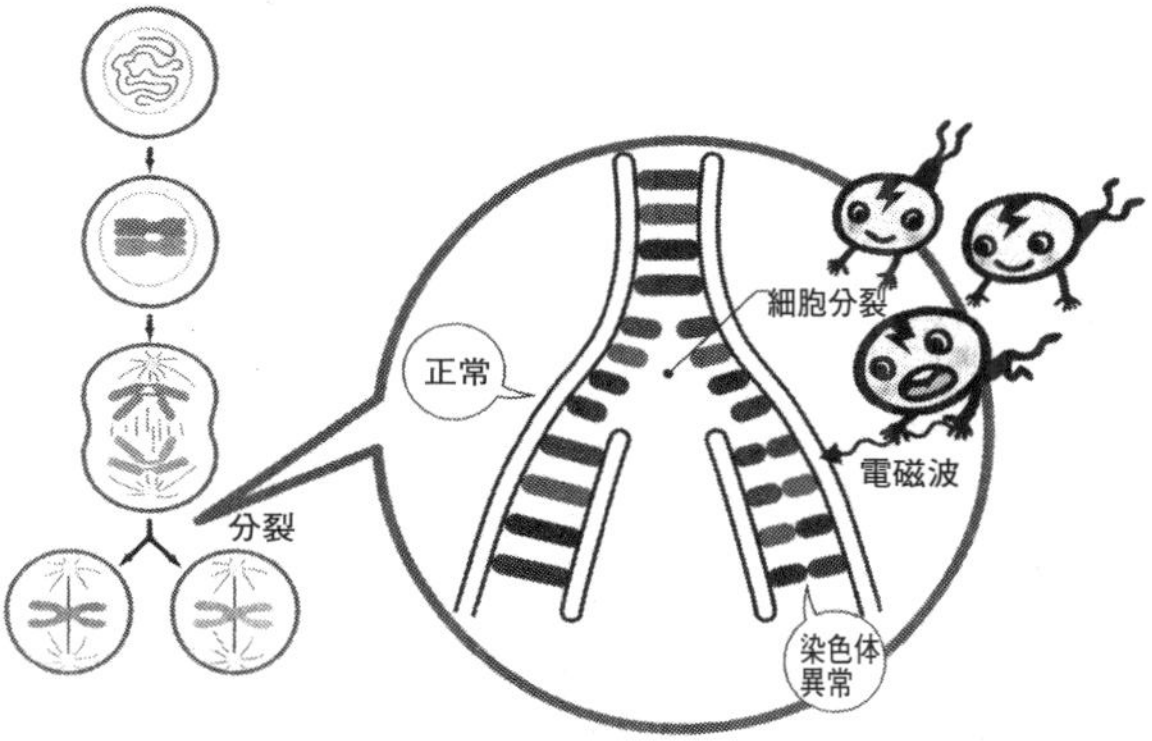

出典：『ケータイで脳しゅよう』（三五館）

グラフ 26　■電磁波が強くなるほど遺伝子は傷つく

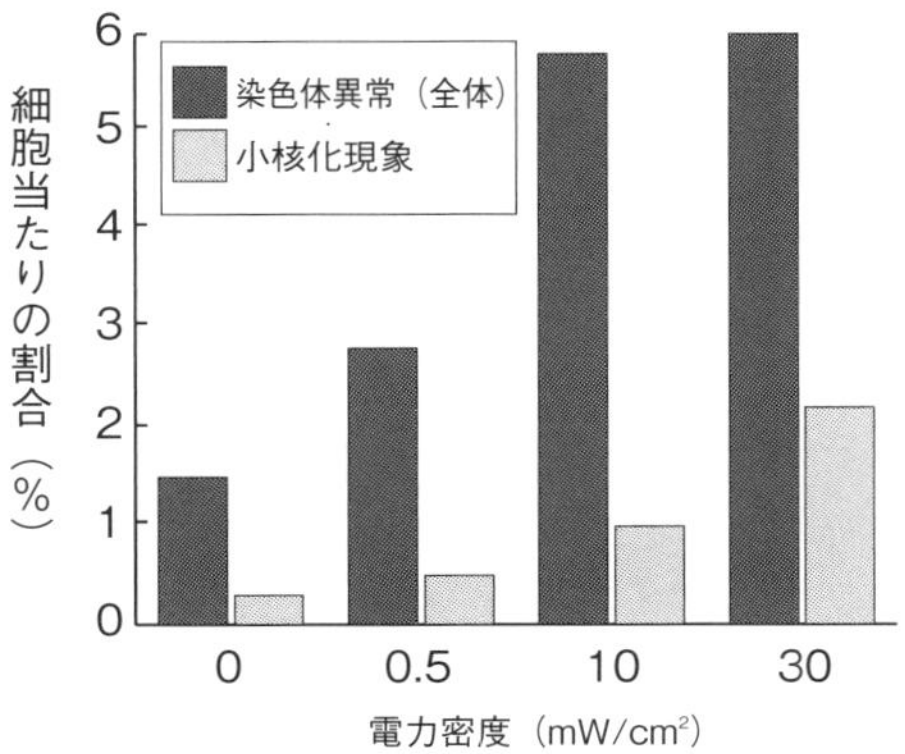

ブホバックらによる論文（1992 年）から引用

出典：『ケータイで脳しゅよう』（三五館）

グラフ 27　■決定的証拠、北欧３カ国合同の「ノルデック報告」

ガンの種類	磁場強度	増加率（倍）
①白血病	1mG 以上	1.0
	2.5mG 以上	1.5
	4mG 以上	6.0
②中枢神経腫瘍	1mG 以上	1.0
	2.5mG 以上	1.0
	4mG 以上	6.0
③悪性リンパ腫	1mG 以上	5.0
	2.5mG 以上	5.0
	4mG 以上	5.0
（三腫瘍合計）	1mG 以上	1.4
	2.5mG 以上	1.5
	4mG 以上	5.6

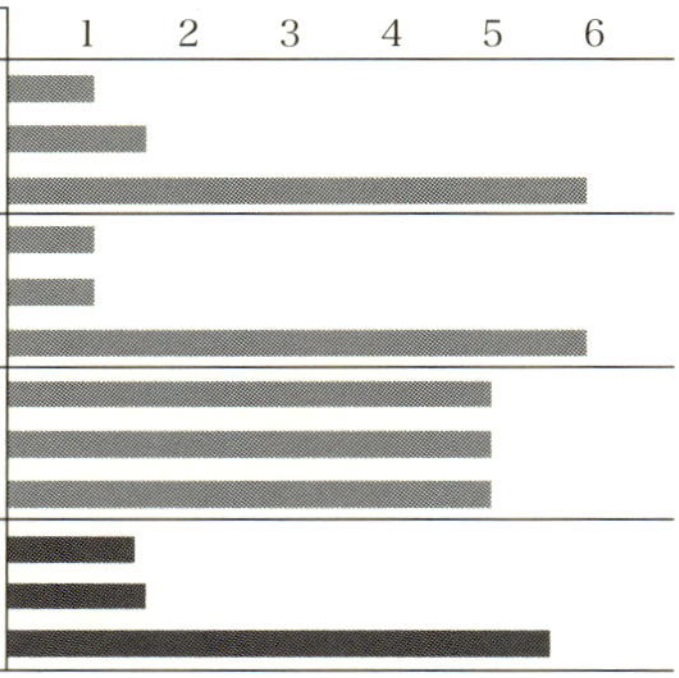

オルセン博士ら（1993 年）
出典：『あぶない電磁波！』（三一新書）

「送電線の磁場強度と小児ガンの増加率」。徹底した疫学調査の集大成で、その科学性が高く評価されており、電磁波有害性の決定報告といえます。①白血病、②中枢神経腫瘍（脳しゅよう）、③悪性リンパ腫を1ミリガウス以上、2・5ミリガウス以上、4ミリガウス以上の3区分で比較したもの。

1ミリガウス以上を1としてガン増加率を比較している。

4ミリガウス以上の被ばくでは、①白血病：6・0倍、②中枢神経腫瘍：6・0倍、③悪性リンパ腫：5・0倍とケタ外れ。腫瘍合計（全ガン）でも5・6倍という恐怖の発ガン率になっています。

●安全基準1ミリガウス、住宅地0・1ミリガウス

このように、電磁波による発ガン率増加は、決

定的です。

なのに、わが国政府は「危険という証拠がない」と、なんら対策を講じようとしない。

電磁波有害性を証明する論文は、世界で１万件をはるかに超える。

ベッカー博士は、克明な研究結果から、人体への電磁波安全基準を提唱している。

それは、電気機器では１ミリガウス、居住地域を０・１ミリガウスとする。

「むろん、これ以下なら安全というのではない。『利益』（ベネフィト）と『危険』（リスク）で妥協した数値である」と博士。

国際電話で取材すると「３〜４ミリガウスでは、明らかに子どものガンが多発する。だから、正当だと思う」と断言した。

ちなみに放送局の電波などで使用する高周波（マイクロ波等）も危険だ。「人工電磁波は周波数に関係なく危険」という博士の警告を思い出してほしい。

高周波の波形は、生体内でチューニング（変調）され、低周波の波形として認知される。

つまり、生体はラジオのチューナーの役割も果たしているのだ。

ちなみにベッカー博士が提唱する高周波の居住地での安全基準は、０・１ミリワット毎平方センチメートル（㎽／㎠）。むろん、地球上ほとんどの地域で、これら安全基準は黙殺されている。

それは、地球を支配する〝闇の勢力〟にとって「不都合な真実」だからだ。

●政府、新聞、テレビは知らぬ顔

政府は、電磁波対策に絶対に乗り出さない。いや、乗り出せない。

朝日新聞の記者ですら「電磁波問題は書けない」と平然という。日経記者も「1行1字書けない」と嘆く。ましてや、テレビで電磁波の〝で〟の字も言えないのは、当然だ。

そんな、フヌケのメディアを、国民は頼りきっている。信じきっている。

私が、それを家畜レベルと断じるのも当然だろう。

わが国政府も、フヌケの一員である。電磁波問題は、メディアだけでなく、政界でも絶対タブーである。いかなる政治家も、「口にしてはいけない」。

ベッカー博士が指摘、警告する危険性を認めると大変な事態となる。

規制規準を厳しくすると在日米軍等の戦闘能力は10分の1になるともいわれている。

近代兵器は、電磁波装備のカタマリである。人体に害のないレベルまで規制すれば、軍事基地周辺レーダーも使えなくなる。無線も不能となる。

送電線などエネルギー網もマヒしてしまう。

アメリカから来日した著名な環境ジャーナリスト、ポール・ブローダー氏は、日本の密集した住宅地の上を高圧線が通っていることに驚愕していた。

「こんなのは初めて見た！　これは極めて危険だ。ここは特殊地域なのか？」

私が、都市部では、さらに二重、三重に覆っている場所すらある、と答えると「Ｏｈ、Ｎｏ！」と天を仰いだ。ベッカー博士の住宅地安全基準を適用すれば、これら高圧線はほとんど撤去となる。旧ソ連では、高圧線の両側1キロ以内は、建造物禁止だった。

高圧線からの電磁波は子どもらにガンを多発させる。それは、常識だったのだ。

●「距離」は遠く、「時間」は短く

あなたの家の窓から、空を見上げてほしい。

高圧線が、間近に垂れ下がっていたら要注意だ。

さらに、家に小さな子どもがいたら、引っ越しを考えた方がいい。

「室内で10ミリガウスを超えたら、すぐに引っ越しなさい。危険すぎる！」

これが、ベッカー博士の真剣なアドバイス。

「電力会社と裁判で争う方法もあります。しかし、その間、家族は被ばくし続ける。引っ越しなさい」

あなたが不安を感じたら、すぐ電力会社に電話しなさい。

「家の中の電磁波を測ってください」

そして、０・1ミリガウス以下なら、ひとまず安心です。なお、家電製品からは、必ず電磁波が出ています。安全基準1ミリガウスを念頭に、測ってもらうとよい。

電磁波被ばくを避けるコツは、「距離」は遠く、「時間」は短くです。

電磁波強度は、発生源から離れるほど、弱くなります。それは、ほぼ距離の2乗に反比例する。だから、10センチの距離から1メートルまで離れると、電磁波強度は1／10×1／10で、約1０

0分の1になるのです。

また、電磁波被害は、被ばく時間に比例します。だから、「時間」を短く。

●ホットカーペット、ＩＨ調理器、電気剃刀《カミソリ》

すると、家庭内でも電磁波被ばくする製品が、はっきりしてきます。

最悪はホットカーペットです。電気毛布も危険。これらは、３００ミリガウス以上の発ガン電磁波を放射し続けています。そして、使用中は距離をおくことが、できない！

じっさいに、アメリカでは妊娠中に電気毛布を使用した女性の出産異常が約10倍も多発している。ホットカーペットで赤ん坊と添い寝など論外。狂気の沙汰だ。愛するわが子の白血病や小児ガンのリスクがけた外れにはねあがる。

「知らなかった……」と嘆いても、後の祭りだ。

この国の政府も、企業も、あなたや家族の安全は、1ミリも考慮していない。

次に危険なのはＩＨ調理器。電磁誘導で金属ナベを加熱するため、周囲に猛烈な電磁波を放射する。側では20〜30ミリガウスも浴びる。普通に使用するだけで主婦の流産は５・７倍に激増する。オール電化でガスが使えないなら、欧米で使用されるラジエントヒーターをおすすめする。

いわゆる「電気コンロ」。これなら、間近で約1ミリガウスと安心で、新医学宣言でも推奨している。

ベッカー博士は「電気カミソリも使ってはいけない」と注意する。

「使用する時間は短いが、電磁波が何万倍と強すぎる。もし、皮膚にホクロがあると、それが電磁波刺戟《しげき》で悪性のメラノーマ（黒色肉腫）に変化する恐れがある」

愛用派の諸兄には、安全カミソリに代えることをおすすめする。これなら、電磁波をいっさい出さない。まさに、〝安全〟なカミソリだ。

とにかく、〝見えない恐怖〟電磁波は、確実にあなたの家族の健康をむしばんでいる。

拙著『ショック！　やっぱりあぶない電磁波』（花伝社）は、わかりやすく防ぐ方法などをまとめている。１冊を居間に置いて、安全チェックのガイドブックとしてほしい。

●携帯10年使用で脳しゅよう5倍

ベッカー博士の功績は、胎児や子どもが、電磁波公害の犠牲者になっていることを警告しただけではない。大人ですら、電磁波汚染の深刻な犠牲者となっている。

その典型が、携帯電話だ。かつて、スウェーデンで衝撃報告が出た。

10年間、ケータイを使用すると脳しゅようが３・９倍増加していた。20代は、なんと5倍……。この衝撃結果も、例によって世界のマスメディアは、いっさい、流さなかった。この結果は、アナログの古いタイプ（ガラケー）のデータ。それでも、若者は5倍も脳しゅようにかかっている。最近のスマホは、デジタルでパルス波という特殊な波形を使用している。それは荻野晃也氏（工学博士）によれば、脳しゅようなど危険性は10倍という。今や、全世界でスマホだらけ。将来、脳しゅよう患者が地球上に溢れることだろう。

グラフ 28　■「安全」なはずの職場オフィスで９～15倍も多発

雇用年数	対象数	発ガン率
<2	253 名	1.0 倍
2 ～ 5	82 名	9.3 倍
5 ～ 15	67 名	15.1 倍

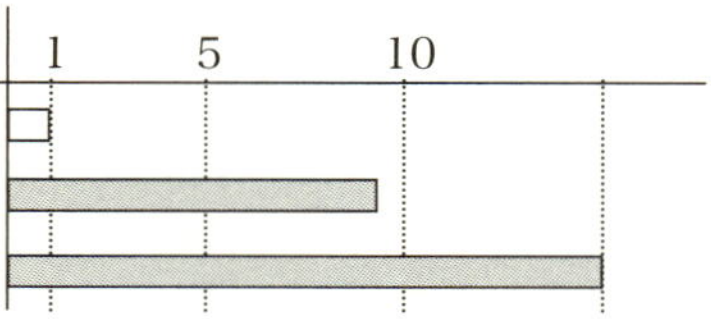

出典：『続あぶない電磁波！』（三一新書）

抗ガン剤の製薬会社も、脳外科の医者たちも、もろ手をあげてウハウハだ……。

悪いことは言わない。今日からイヤホンマイクを使用すること。リスクは１００分の１以下に減らせる。あるいはスピーカーホンの会話にする。耳にピッタリあてるのは最悪だ。

●電力会社職員、急性白血病38倍！

大人たちが犠牲になるのは、職場での電磁波被ばくだ。

勤務規則があるので、いくら危険でも、その場を離れることができない。さらに雇用者側は、電磁波リスクをいっさい、従業員に告知しない。それどころか、電磁波に害があることすら、知らない。**グラフ28**はオフィス従業員に最大15倍もガンが多発した例。その元凶は地下の変電設備だった。その恐怖に、だれ一人気付かなかった悲劇だ。

ここにも、地球を支配してきた〝闇の勢力〟の悪意の結果がある。

私は、かつて電気コタツの電磁波を調べるため、松下電器（当時）に取材したことがある。電気コタツ部門の責任者に、「電磁波の値は、どれくらいですか？」と、たずねたら、驚きの回答が返っ

表 29　■職場がアブナイ！　労働者の被ばくと悲劇はケタはずれ

職種	研究者／年度／国名	病名	発病率増加(倍)
①軍人（マイクロ波被ばく）	ジバギルスキー／88／ポーランド	悪性腫瘍 リンパ腫瘍	3 倍 7 倍
②ミシンの内職（生まれた子どもを調査）	リバード／95／カナダ	白血病	5.78 倍
③電気技師の子ども	スピッツ／85／米国	神経腫瘍	11.75 倍
④レーダー操作の軍人	94／ポーランド	白血病 リンパ腫瘍	8.8 倍 8.8 倍
⑤高周波治療士	ラルセン／91／スウェーデン	＊女児誕生率	7 倍
⑥電気商など テレビ、ラジオ関係	デマー／91／米国	乳ガン 乳ガン	6 倍 2.9 倍
⑦電力会社（パルス電磁場）	94／カナダ	肺ガン	16.6 倍
⑧電力会社	パリス／96／米国	自殺	2.76 倍
⑨ミシン作業（女性）	94／米国	アルツハイマー	7.3 倍
⑩電力会社	94／カナダ	脳腫瘍 急性白血病（退職者を含む）	12 倍 38 倍
⑪ 169 職種（3mG ～）	フレデリュース／スウェーデン	白血病	3 倍
⑫一般職（2mG ～）	フェイチング／96／スウェーデン	痴呆症 アルツハイマー	8 倍
⑬事務職（地下変電所より被ばく）	ミルハム／96／米国	ガン	15.1 倍
⑭住居・職場（2mG ～）	フェイチング／96／スウェーデン	急性白血病	6.3 倍

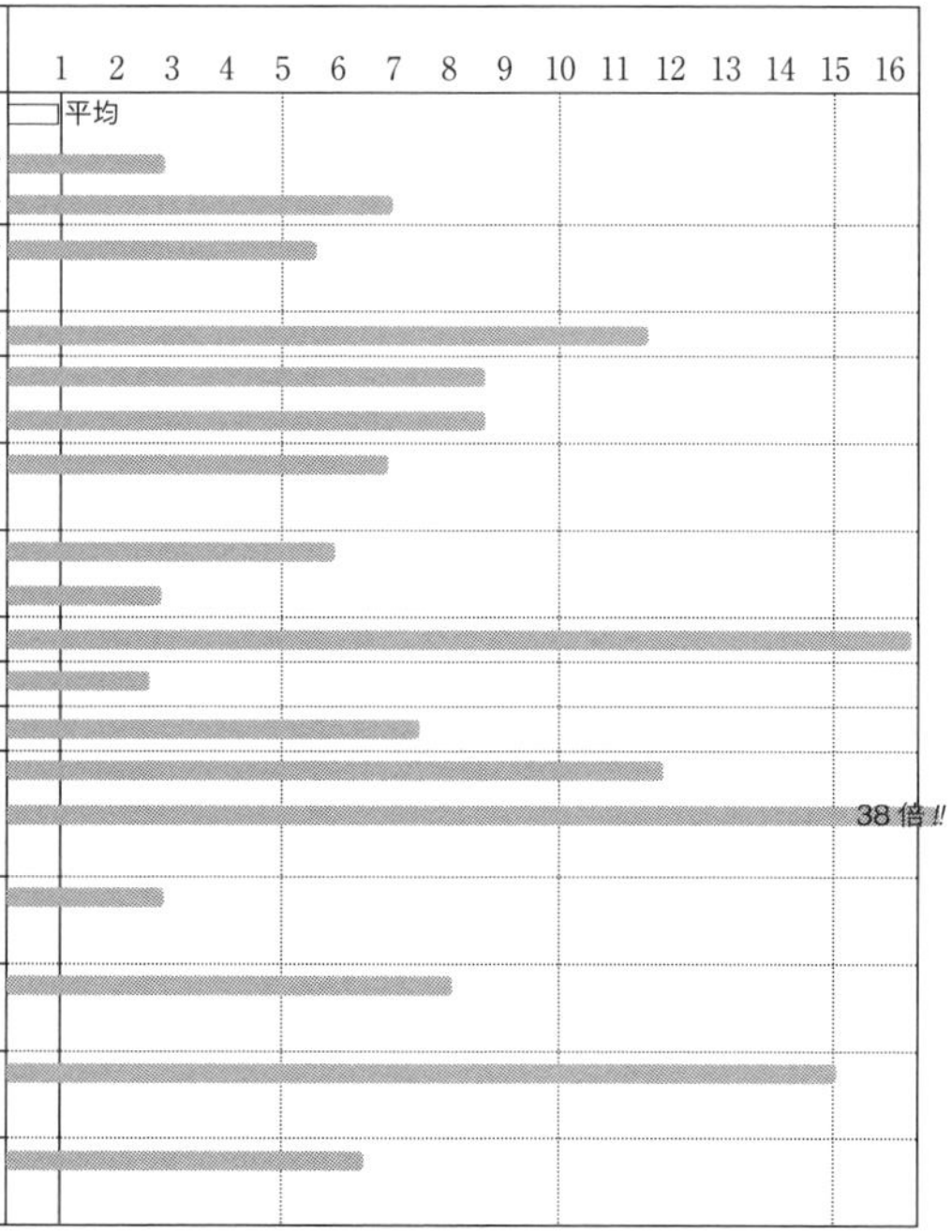

出典：『続あぶない電磁波！』（三一新書）

てきた。

彼は、こう答えたのだ。「電磁波って、なんですか？」。

まさに、われわれは家畜というより、虫ケラなみの地位におとしめられている。

表29で、労働者の被ばくと犠牲の凄まじさを示す。これらは、悲劇のほんの一例にすぎない。

たとえば、電力会社（発電所）の従業員。カナダにおける１９９４年の調査では、脳しゅよう12倍、急性白血病38倍……。まさに、目がくらむ……。

これだけの惨劇が全世界で多発しているのに、まったく議論すらされない……という現実。

あなたは、息を呑むしかないだろう。

5 〝夢の超特急〟の正体は、走る〝発ガン装置〟

●リニアの発ガン電磁波４万倍！

最後に、私がいま、一番懸念している電磁波公害をあげよう。

それがリニア超特急だ。当初の予算5兆円が……12兆円と莫大に膨れ上がっていく金食い虫だ。

しかし、リニアが貪《むさぼ》るのは、血税だけではない。それは、人命も貪る。

〝夢の超特急〟のはずなのに、推進する政府も会社も、乗客が被ばくする電磁波の数値を、ひたすら隠蔽してきた。推進側が、必死で隠し続けたのも当然である。

市民グループが、国会議員による質問趣意書という最後の手段で入手した資料には、驚愕データが記載されていた。リニアの乗客が被ばくする電磁波は最大４万ミリガウス。

つまり、リニア乗客は、安全基準の１～４万倍もの有害電磁波を浴び続ける。

さらに、その電磁波には強烈な発ガン性がある。

「……強い低周波を24時間浴びると、体内での発ガン・リスクは24倍に跳ね上がる」（フィリップス報告）。

他の研究報告では16倍という警告もある。

●16～24倍もガンが激増

つまり、強い低周波を被ばくすると16～24倍もガンが激増する。そして、「被ばくをやめた後も、細胞は数百世代先まで、発ガンリスクを負い続ける」（フィリップス博士）。

いったんリニアに乗って、基準値の４万倍もの電磁波を被ばくすれば、その後も強い発ガンリスクは継続する。

短時間でもリニアに乗れば、乗客は、その後も長い間、発ガン危険を背負って生きることになるのだ。

推進側が、乗客の電磁波被ばく量を、ひた隠しにしているのも、当然だ。

ちなみにリニアには運転士が存在しない。そんな、発ガン超特急に勤務を希望する者など、だれもいない。それを見越した〝無人の超特急〟なのだ。

１～４万倍もの発ガン恐怖を知ったら、リニアの乗客は皆無となるだろう。

それは、無人の超特急としてひた走ることになる……。

原発の暴走に加えて、発ガン超特急の暴走である。

狂気が、狂気を呼び、ひたすら破滅へと向かう。

そして、国民は、虫ケラ並みの知性である。

この国は、破産し、崩壊するだろう――。

6　人工波動で人類の脳を操《あやつ》る奴らがいる

●究極の秘密兵器HAARPは精神も支配する――米国防長官も存在を認めた！

あなたは、HAARP（ハープ）という言葉を聞いたことはあるか？

おそらく、初めて聞いた……という人がほとんどだろう。

これは、人類に絶対知られてはいけない秘密兵器である。

「電磁波で遠くから、火山の噴火や地震を人為的に起こしたり、気候を変えたりする環境テロに手を染める者たちがいる」

これは、他ならぬアメリカ国防長官の演説である。それは、クリントン政権で国防長官だったウィリアム・コーエン。1997年4月28日、アトランタ大学での講演で飛び出した衝撃発言だ。

そこで、うっかり存在をばらしてしまった秘密兵器がHAARPなのだ。

表向きは「オーロラ観測装置」を装っている。しかし、その本質は、史上最凶・最悪の究極兵器である。それは、〝超大型の電子レンジ〟にたとえられる。

巨大なアンテナ群で、強力なマイクロ波を発生して、電離層に反射させ、目的の地表を狙い打つ。それにより、地震を起こしたり、異常気象を引き起こす。地震兵器、気象兵器と呼ばれるゆえんだ。超高エネルギーの電磁波が、標的の地殻を〝振動〟させる。それで地震を引き起こす。

●10大攻撃力の究極ウェポン

それだけではない。国際的批評家ディビッド・アイク氏は、ＨＡＡＲＰには、少なくとも10の〝攻撃能力〟が確認されている、という。

それは――

(1)地震兵器（大地を共振させて人工地震を起こす）
(2)気象兵器（全世界の気象パターンを、操作する）
(3)通信兵器（敵陣営の通信を妨害し、自身は継続）
(4)探査兵器（Ｘ線で石油、ガスなど地下資源探査）
(5)防空兵器（飛来する敵ミサイルを妨害撃墜する）
(6)大気兵器（大気の分子構造を変え大気圏を操作）
(7)電磁兵器（電磁パルスで核規模の爆発を起こす）
(8)索敵兵器（超水平線（ＯＴＨ）のレーダー機能）

⑼幻視兵器（本物の様なホログラフィを投影する）
⑽精神兵器（電波で、幻視、幻聴により精神支配）

●EU議会決議も開発中止を勧告

あなたは、これらを見ても、まったく信じられないはずだ。

そして、おきまりの台詞を口にするだろう。

「新聞も、テレビも、HAARPなんて、一言もいってないぞ」

ところが、EU議会は、1990年、HAARPの潜在的危険性を公式に指摘している。

さらに99年、次の議決を行なっているのだ。

「広範囲の環境への影響を持つHAARPについて、世界的に憂慮すべきだ。リスクを上回る利益があるのか？　環境への影響と倫理要求を綿密に調査しなければ、これ以上の研究や試験は行なうべきではない」

このEU議会の決議こそ、HAARPの存在と危険を明確に物語る。

しかし、世界のマスコミは、その存在に一言も触れない。

それは、〝闇の支配者〟たちに、厳しく禁止されているからだ。禁を犯せば、死の制裁が確実に待っているはずだ。

アイク氏は断言する。

「……HAARPには、世界の人々の精神をまとめて支配するだけの潜在能力がある。人間の脳波、特定の周波数で機能するので、そうした周波数で情報を送信すれば、脳は、その情報を解読して、自分の考えや知覚だと思うようになる」

まさに、人類まるごとマインドコントロールが可能となるのだ。

しかし、世界のメディアは、完全コントロールされているため、この究極兵器の存在は、一般市民は、だれも知らない。つまり、とっくの昔にマインドコントロールされている。

それが、皮肉な現実なのだ。

7　大衆を狂信的にして支配する〝悪魔の周波数〟

●ジョン・レノンを殺した４４０Ｈｚ《ヘルツ》

身体臓器は、各々、固有周波数をもち、反応する……。

ということは、精神や、感情も、特定周波数に反応することを意味する。

手元に『ジョン・レノンを殺した凶器の調律Ａ＝４４０Ｈｚ』（渡辺亜矢訳　徳間書店）という本がある。

著者は、行動科学などの研究で世界的に著名なレオナルド・Ｇ・ホロウィッツ博士。

それにしても、タイトルは穏やかではない。

副題は「人間をコントロールする『国際標準音』に隠された謀略」

つまり、私たちが日頃、耳にする音の周波数には、「悪い」音と「良い」音がある。

「……今の国際標準音＝440ヘルツは、1939年、ある隠された思惑のもとに、決められたものです」

それに対して――

「……モーツァルトも気づいていた古代の宗教音楽から息づいてきた魂に響く周波数528ヘルツを手にしてください」

●集団ヒステリー、狂信行動……

つまり、440ヘルツは「悪い」音、528ヘルツは「良い」音なのだ。

それにしても、ジョン・レノンを殺した、とは尋常ではない。

まさに悪魔の周波数……。440ヘルツを戦意昂揚や熱狂心酔させる〝大衆コントロール〟に最初に使用したのが、ナチスのヒトラーというから、恐ろしい。

これを人類支配に用いるため投資したのがロックフェラー財閥。またもや〝闇の支配者〟のご登場である。

この悪魔の周波数は「集団ヒステリー」「精神の抑圧」さらに「大衆の狂信」を引き起こす、という。すでに米軍部は、軍人の精神支配の道具として、440ヘルツを使用している。

その音は、兵士を凶暴にし、理性を失わせ、残忍な殺戮《さつりく》に駆り立てているのだ。

ホロウィッツ氏は、これら特定周波数による大衆の精神支配は、国際秘密結社フリーメーソンの中枢組織イルミナティの陰謀であると厳しく糾弾している。

●愛の音528ヘルツを取り戻そう

そして、人類は悪魔の囁きの４４０ヘルツから解放され、天使の調べの５２８ヘルツで救済されるべき……と訴えている。それは、まさに「愛の周波数」なのだ。

５２８ヘルツは、可視光線の中の緑の波長と同じという。

その特徴は——

▼神との精神的な結び付きを感じさせる古代宗教音楽の中心音。
▼精神的に、肉体的にもっともリラックスできる周波数である。
▼傷ついたＤＮＡ（遺伝子）を、修復する生理的な作用がある。
▼心に愛、信頼、喜び、勇気などの前向きの感情を呼び起こす。

著者によれば、「ジョン・レノンは、５２８ヘルツを知っていた。そして、殺された」という。そこには、イルミナティと悪魔教を崇拝する奴等が絡んでいた。

「……他者を傷つけることは　音楽でいえば（愛の音）５２８のボリゥームを下げて、（憎しみの音）７４１を上げるようなものだ。これは、まさしく、イルミナティが『愛／５２８』、の音楽を止めることにより、人類を傷つけてきたのは同じことだ」（同書）

音は人を狂わすことも、人を癒すことも、可能なのだ。

特定の周波数による支配は、海外だけの話ではない。

ラジオの時報音は、無意識に脳に働きかける〝悪い周波数〟だという。

また、民放ラジオの周波数は、不規則な周波数にみえる。

ところが、各々の数字を足すと、すべて18（6＋6＋6）になる。

666は、悪魔の数列といわれ、イルミナティのシンボルでもある。つまり、これらの結果は偶然ではない。戦後、日本メディアは、イルミナティが完全支配している、という暗黙のメッセージなのだ。

●〝かれら〟は日本の電波もハイジャック

日本のAMラジオ局の周波数を足すと、すべて「18」になる。

「まさか！　ウソだ！」と、だれでも思う。

ところが……

▼NHK第1　：594キロヘルツ　5＋9＋4＝18
▼NHK第2　：693キロヘルツ　6＋9＋3＝18
▼TBSラジオ　：954キロヘルツ　9＋5＋4＝18
▼文化放送　：1134キロヘルツ　11＋3＋4＝18
▼ニッポン放送　：1242キロヘルツ　12＋4＋2＝18
▼ラジオ日本　：1422キロヘルツ　14＋2＋2＝18

あなたは、唖然呆然のはずです。

これは、偶然では絶対におこりえない。

「……この『18』を展開すると６＋６＋６……。そう、イルミナティがこよなく愛する数字……666だ。イルミナティが日本の電波をも支配していることの確たる証拠だろう」（並木伸一郎著『秘密結社の謎』三笠書房）

以上の驚愕事実は、おそらく放送関係者ですら、気づいている人はほとんどいないはずです。〝闇の支配者〟は、日本のメディアを完全に裏から支配している。その暗黙のメッセージを各ラジオ局の周波数に秘めたのです。

●〝闇の支配〟の暗黙メッセージ

ちなみに世界支配する〝かれら〟の暗黙メッセージは随所にあります。

たとえば――。

イルミナティの盟主ロックフェラーが所有するニューヨーク五番街のビル入口、頂上には〝６６６〟の数字が……。もう１人、欧州の盟主ロスチャイルド所有ビルにも〝６６６〟の標記。さらに〝かれら〟はインターネットをも支配していることを誇示している。

多くのアドレストップに来るおなじみ〝ＷＷＷ〟。これは〝Ｗｏｒｌｄ Ｗｉｄｅ Ｗｅｂ〟の略だと言われている。しかし、実はこのＷは……「ヘブライ語アルファベッドの６番目にくる〝ｖａｖ〟に相当する英文字だというのが、その根拠だ」（同書）

こうなると、たんなる都市伝説と笑うわけにはいかない。

裏に隠された事実を直視すべきです。

8　電気療法──鍼灸や手当て療法にも通じる

●鍼、手当ても電気の波動医療だ

ベッカー博士の功績は、電磁波の有害警告だけではない。

博士は、宇宙と生命は、電磁波によって連環している事実を解明している。

すなわち、生命現象は、電磁エネルギーによる波動現象であることを、つき止めたのだ。

著書『ボディエレクトリック』は、最初の理論書である。

そこで、博士はトカゲの切断された脚の再生現象を実験している。

神経電流の刺戟《しげき》により、体細胞は万能細胞に戻り、さらに万能細胞は体細胞に変化する現象を確認、立証している。

つまり、傷ついたり、病んだ臓器は、電流による周波数刺戟《しげき》で回復、治癒することを証明したのだ。彼は、それを治療に応用することにも、成功している。

たとえば、骨折した足に特定の電流を流すと、治癒が加速される（図30）。

ここまで読んで、「これは鍼灸治療に似ているな！」とピンときたかたも、いるだろう。

そのとおり。博士は、東洋に伝わる鍼灸（アキュパンクチュア）を、一種の電気療法として高く評価している。

図 30　■電流で骨折治癒を促進（エレクトロ・メディスン）

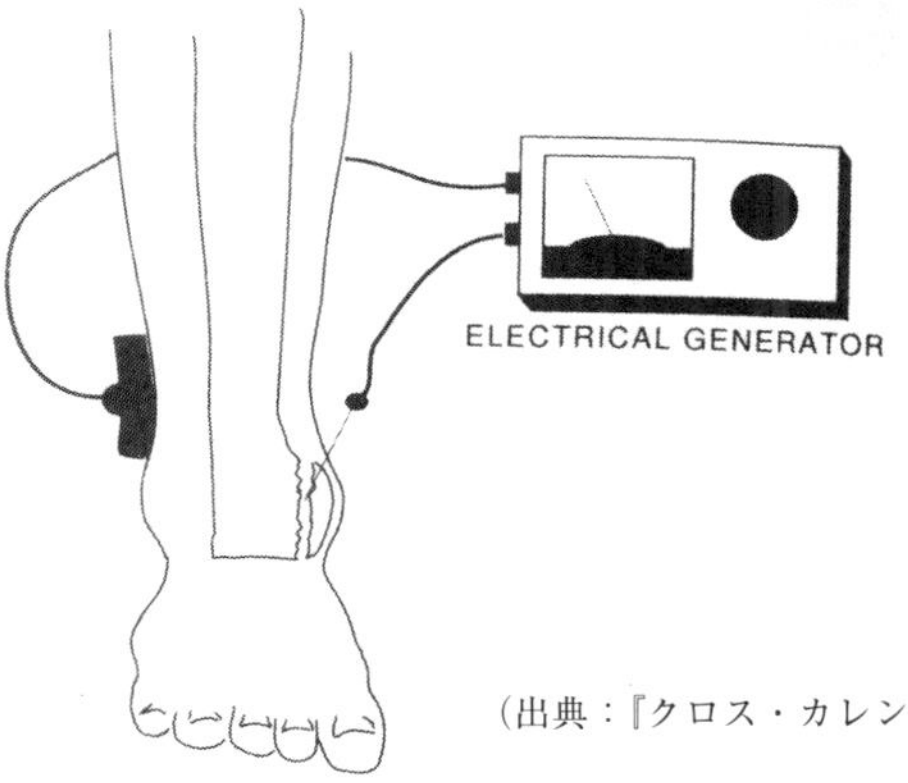

（出典：『クロス・カレント』より）

●手当て治療師は生きたＭＲＩ！

さらに、「手当療法」（ハンドヒーリング）の原理まで解明している。

その原理は、最新のＭＲＩ（核磁気共鳴映像装置）と同じ、と明言している。

「……治療師（ヒーラー）で、自分の手を患者にかざして、病気の場所や経過を診断するものがいる。彼はその手の平からあるタイプの電磁波を出しているのだ」

さらに、博士は、そのメカニズムに言及する。

「……治療師から出ている電磁波は、体のどこかの部分と電磁共鳴を引き起こしている。そして、治療師は返ってくる信号を感知している。治療師は戻ってくる信号によって次第に心の中に患者の体内のイメージを映像化していくのである。ちょうど、核磁気映像装置（ＭＲＩ）と同じメカニズムが働いているのであろう。ただし、その解像度は、ずっと低いものだろうが……」

治療師が、病巣を診断できるのは、病気の組織から返ってくる信号を手のひらで感知するからである。その信号は、正常な組織のものとは異なる。これはまさに波動診断装置（第7章）の基本メカニズムそのものである。

●手の平から病巣に波動を送る

では、なぜハンド・ヒーラーは、診断と同時に、治療もできるのだろう？

「……治療師によって、発せられた電磁波と体内に内在する電磁的コントロールシステムとの間の、ある共鳴現象をも考慮する必要がある」「これらの電流の流れは、消えていきそうに微弱かもしれない。にもかかわらず、それは体内組織の中に局所的な直流（ＤＣ）磁場を作り出す。これら磁場は、治療師が発した周波数と合わさって、その他の荷電粒子の共鳴を導き出すことができる」（ベッカー博士）

つまり、ヒーラーは、病巣に対して手のひらから、治療のための電磁波を送り込む。

そして、病気組織の乱れた磁場との共鳴現象により、病巣を正常な状態にしていく。

ただし、治療師が手のひらから発する周波数域は「おそらく、地磁気の定常磁場と自然変化の範囲内に限られるだろう」と博士は推測する。

「……治療師たちは、地磁気が非常に穏やかな時期には、より正確に診断を下し、病理的にもめざましい治療効果を見せることができるはずだ。逆に、磁気嵐の時期や、人工の高出力の磁場にさらされたり、超低周波（ＥＬＦ）が周囲にあって邪魔されると、反対にその診断能力などは、

損なわれるだろう」（ベッカー博士）

私は、この下りを一読して、博士の心の広さに感服した。

●欧米は保険適用、日本は詐欺で逮捕

普通の高慢な西洋医学の権威は、東洋医学を見下しがちだ。鍼灸や手当てなど、迷信、ペテンと言下に否定する。しかし、博士はそうではない。

自らが得た知見をもとに、これら東洋の伝統医療に敬意を払い、その原理を考察している。

その謙虚な態度に、私は深く敬意を払いたい。

ちなみに、現在、世界で行なわれているハンド・ヒーリングのルーツは、日本である。大正８年に「霊起療法」として確立された。その手当て療法が海外に伝わり、現在に隆盛をみるまでになった。だから、この手当て療法は、今も〝レイキ〟と呼ばれている。

すでに数十か国では、この自然な療法に保険も適用される。

他方、日本でこの手当て療法を行なうと、どうなるか？

警察に逮捕されるのである。最高裁で、この手当療法は、詐欺と断定され、治療師は刑法犯として逮捕、投獄されるのだ。それは、今も変わらない。

9　鍼灸も手当ても、原理は波動療法である

●金属鍼は病巣の電位を改善する

本書プロローグで述べたように、人体の臓器にはすべて固有周波数が存在する。

病んだ臓器は、その周波数からずれた波動を発している。

だから、個々の臓器の周波数を測定すれば、病んでいるか？　健全か？　即座にわかる。

これが、波動診断の原理である。最新コンピュータの発達は、それを瞬時に可能にした。

波動治療の原理もシンプルだ。正常な周波数からずれた臓器に、正常周波数の波動を与える。

そうして、共鳴により調律する。それは、ピアノの調律師が、正常な音階に近付けていく作業に似ている。


ベッカー博士は、鍼灸を電気治療と認識している。病巣は正常周波数からずれて、異常な周波数の電位にある。だから、金属の鍼を刺すと、異常電位が放電され、正常電位にもどり、病巣組織も正常周波数に回復するのだろう。


手当て療法も、原理は波動診断・治療装置と同じだ。

ただし、それはＭＲＩや最新の波動装置に比較すれば、素朴でプリミティブである。

突き詰めると原理もきわめてシンプルだ。

●手で冷えを感知、遠赤外線を送る

40代ほどの女性ハンド・ヒーラーに取材したことがある。背中に手を当ててもらう。「氣を入れますね」と言ったあと、背中が急速に暖かくなってきた。最後は、まるでアイロンを当てているかのように感じた。

彼女は、苦笑しながら言った。

「これは、訓練すれば、だれでもできますよ」

明らかに、手の平から熱線（遠赤外線）が出て、体内に送り込まれている。

この女性ヒーラーによれば、病気の診断も治療も、かんたんだという。

「……患者さんの体の上で手のひらを動かすと、冷たさを感じる部分があります。その下に病巣があるんですね」

なるほど……。冷えは万病のもと、という。ぎゃくにいえば、冷えている部分が病んでいる。ガンなどは典型だ。ガンは低体温を好む。だから、ガンのある部位の表面を手のひらでサーチすれば冷感を感じるのだ。

だから、ヒーラーは次に、手の平から遠赤外線を主とした電磁波を送り込む。

病巣は温められ、血行、代謝、解毒が促進されて治癒に向かう。無論、ずれた固有周波数も正常化していく。

じつに、わかりやすいメカニズムである。それを、日本の司法・警察は、詐欺と断定したのだ。狂っていたのは、彼らの頭の中身であった……。

図 31　■遠隔気功など超能力は“磁気管”で通信している？

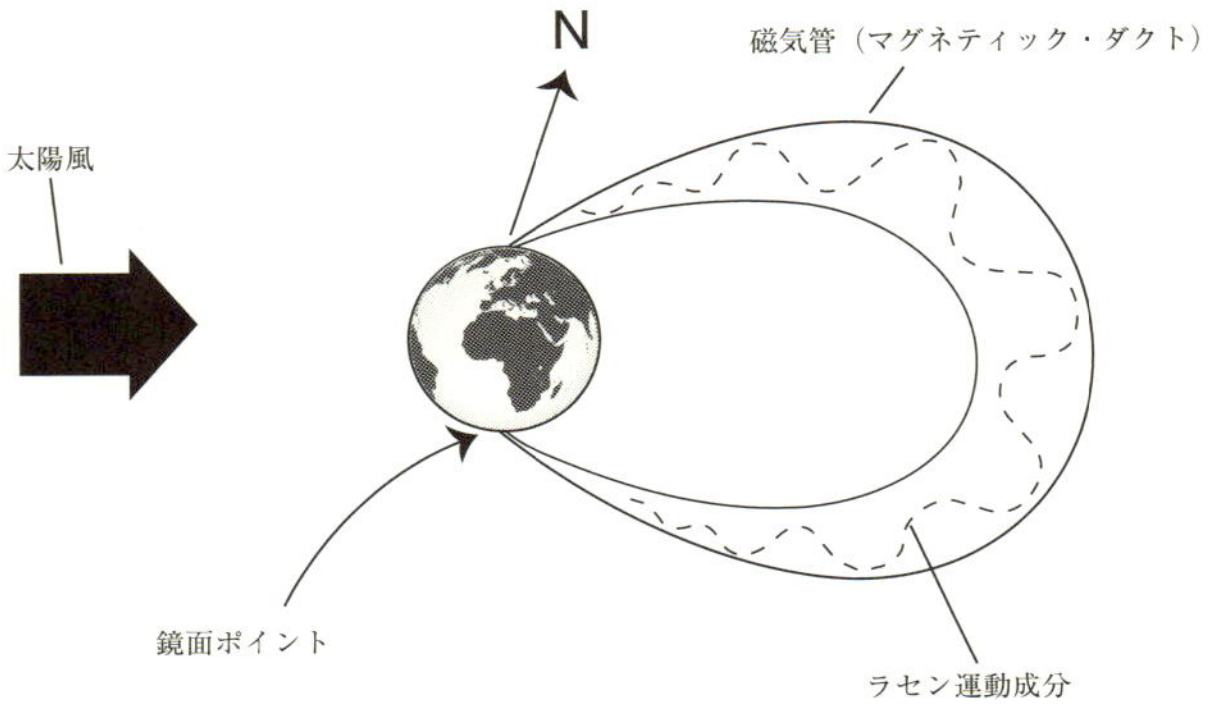

（出典：『クロス・カレント』より）

●超能力は超低周波と共鳴が影響？

ベッカー博士は、鍼、手当て療法だけでなく、超能力も認めている。

「……われわれは、いま多様なタイプの超能力は、地磁気が穏やかな時に現れることを知っている。また、逆に地磁気が乱れているときには、この能力も阻害される」（ベッカー博士）

そこで、博士が着目したのが超低周波（ＥＬＦ）の存在だ。

「……超低周波（ＥＬＦ）信号は、はるか遠い距離を地球の〝磁気管〟（マグネティック・ダクト）の中を送信されることが知られている。〝磁気管〟は、北極から南極まで伸びる磁力線に沿って形成される」（図31参照）

博士も、超能力について、具体的なメカニズムの解明にまで、いたっていない。

ただし、様々な超能力者が存在することを、事実として受け止め、そのメカニズムを考察している態度は立派である。やはり、知的エリートは、超能力などの話題を一蹴し、一笑に付す傾向がある。それは、傲慢の表れにすぎない。ここでも、ベッカー博士の知的謙虚さに感銘を受けた。

「……共鳴理論は、手掛かりを与えてくれる。それは、様々なタイプの実験報告から、何か隠されているメカニズムへの理解をもたらしてくれるかもしれない」（同博士）

10　母なる地球の〝ささやき〟「シューマン共振」

●35億年来の地球の固有波動

「母なる地球」（マザー・アース）という言葉がある。

漆黒の宇宙にポツンと浮かぶ青い星——それが、地球である。

大宇宙で、人類が生き延びていく。それには、この惑星しかない。

そう思うと、戦争や、人種間の対立などばかばかしくなる。

ベッカー博士は、人類は、電磁気的存在である、という。

内外の電磁気が乱れれば、病気になる。正されれば、健康になる。

博士が提唱する電気療法（エレクトロ・メディスン）は、まさに体内の電磁場を正常にして、病気を治すことを目的とする。それは、波動医学そのものだ。

博士は、地球の地磁気が生命の進化に大いなる役割を果たしてきた、という。

それは、言い方をかえれば、地上の自然な電磁波が、生命進化を促したのだ。

図 32　■地球のささやき（シューマン共振）と脳波の神秘

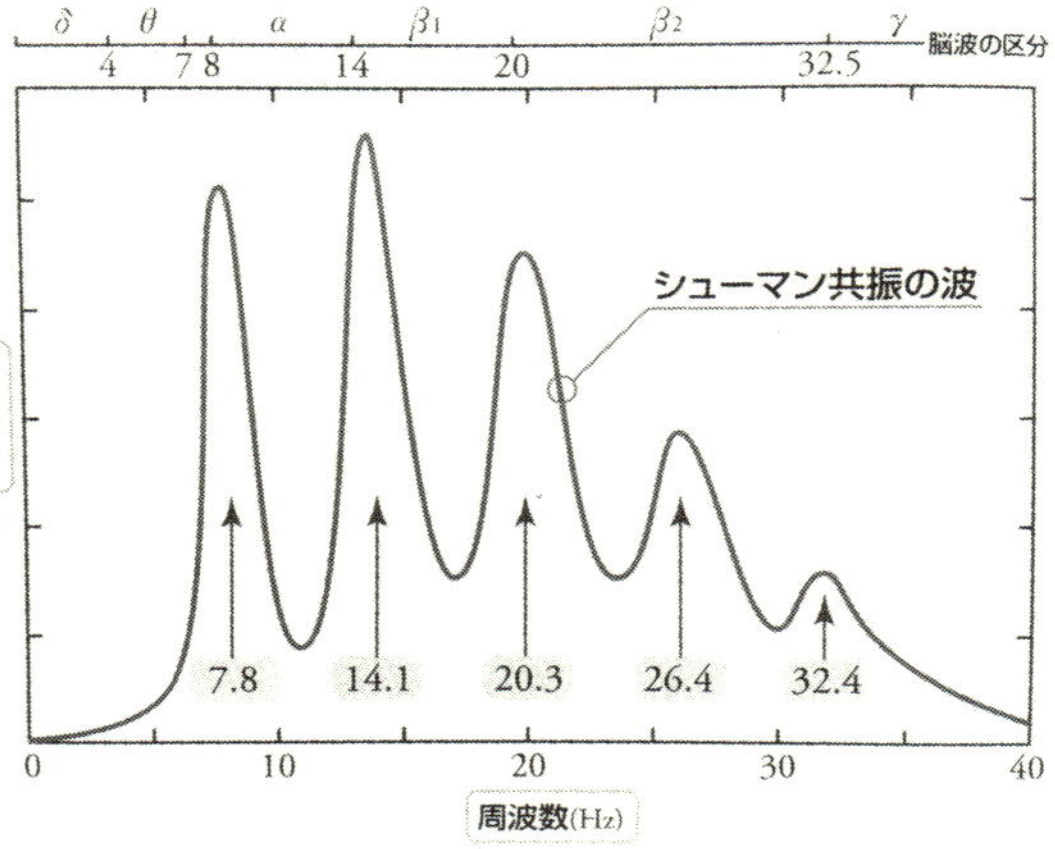

（出典：『ケータイで脳しゅよう』より）

この「母なる地球」には、35億年も前から、固有の波動が存在する。

それは、地表と電離層の間で共鳴を続ける微弱な超低周波である。それは、発見者の名前をとって「シューマン共振」と呼ばれる。

それは5つのピークを持つ（**図32**）。

●脳波は「共振」で区分されていた

「……悠久の歴史上、人類は常にこのシューマン共振とともに進化してきた。シューマン共振は、まさに人類の〝ゆりかご〟なのです」（拙著『ケータイで脳しゅよう』三五館）

日本屈指の電磁波問題の権威、荻野博士（前出）は、「シューマン共振」の5つのピークが、各々、脳波の区分と一致することに気付き、驚愕します。

それは「θ：シータ波」（睡眠）、「α：アルファ波」（安静）、「β1：ベータ1波」（覚醒）、「β２：ベータ２波」（活動）、「γ：ガンマ波」（高揚）……。

つまり、「シューマン共振」が脳波の５つの区分を形成しているのです。

これは、偶然ではありえません。

脳と「シューマン共振」の関連を研究しているコーニング博士（ミュンヘン大学）は、こう結論づけています。

「人間の脳は、自然界に多様に存在するシューマン共振のような微弱な超低周波信号を探知し、利用し、反応する」

それは、人類だけではない。

単細胞から多細胞まで、動物も植物も、地上のあらゆる生命は、この母なる地球の〝ささやき〟によって、産まれ、育まれ、進化してきたのです。

●耳元で大砲ぶっ放している

注目すべきは、「シューマン共振」の信じられない微弱さです。

実験で測定された共振の強さの平均値は、なんと０・１ピコワット毎平方センチメートル（pW／㎠）……！

電波の安全基準として、世界一厳格な「ザルツブルク基準」が０・１マイクロワット毎平方センチ（ピコとは１兆分の１、マイクロとは１００万分の１）。

だから、「シューマン共振」の強さは、「ザルツブルク基準」より、さらに１００万分の１……

という、気の遠くなる値になります。
本当に、ささやかな、ささやかな、〝ささやき〟なのです。
そんな、超微弱な〝波動〟により地上の生命は、育まれてきたのです。
それにくらべ、現代人を取り巻く電磁波環境の凄まじさに、改めて戦慄します。
それは、耳元で大口径の大砲をブッ放してるようなもの……。
鼓膜はふっ跳び、人間もふっ飛ぶ。
そのすさまじい轟音、爆音、騒音に、生命が耐えられるわけがありません。

第4章　瞑想からメタトロンまで、波動医学のパイオニアたち

――太古のヨガも最先端装置も原理は同じ

1　古代ヨガの呼吸×瞑想は波動医学のルーツ

●ペンタゴンがヨガを正式採用

ヨガが世界的に大ブームです。

これは、何を意味するのでしょう？

私は『できる男のメンタルコンディショニング』（主婦の友社）で、呼吸法について、まとめました。そのとき驚いたことがあります。

それは、ペンタゴン（米国防総省）が３２０万人の兵士・職員に対して古代ヨガの呼吸法を、訓練として正式採用していたのです。さらに、驚きは、ＮＡＳＡ（米航空宇宙局）も宇宙飛行士の訓練にヨガ呼吸法を取り入れている事実。加えて、全米でベストセラーとなった心理学書で、ヨガ呼吸法を最上成果（ＰＰ：ピークパフォーマンス）を上げるベスト方法として推奨しているのです（スタンフォード大学心理学科）。

つまり、アメリカの軍事・宇宙・心理の三大科学分野で、奇しくも古代ヨガ呼吸法が、ベストメソッド（方法）であることを認め、実践している。

それは、アメリカの知識層は、とっくの昔に、現代医学や生理学に見切りを付けていることの証明です。つまり、アメリカという国家が、現代の医学、生理学が、誤りだったことを、暗黙で認めているのです。

●1日5分の呼吸・瞑想の奇跡

アメリカ軍事関係者320万人に、必須トレーニングとして、ヨガ呼吸法と瞑想を採用したのは国防総省のエリート官僚であるカイゾン・コーテ氏。

彼は著書『ペンタゴン式　ハードワークでも折れない心のつくり方』（KADOKAWA）で、こう述べています。

「……『吸って』『吐いて』という、ゆっくりとした呼吸リズムにだけ、集中していると、結果的に思考がしっかり休まっていく。1日たった5分でいい。それが習慣化すると、以下のような驚くほどの効果を実感できるはずだ」

①恐れ、不安の軽減。②記憶力の強化。③免疫力の強化。④集中力が強まる。⑤うつ病が改善。⑥血圧の安定。⑦心臓病の予防。⑧血糖値の安定。⑨適正な食欲維持。⑩安定した睡眠。⑪外傷などのペインコントロール。⑫第3者への共感力向上……。

これらは、まさにヨガ導師の教えと、まったく一致します。

●「丹田呼吸」病気、怪我も治る

ヨガが推奨するのは「丹田呼吸」です。

「丹田」は、ヘソと肛門の中間にあります。身体における「物理」「心理」「生理」の3つの中心点です。そこに意識を集中して、ゆっくり腹式呼吸で「長息法」（ロングブレス）を行ないます。

ただ、それだけ……。それで、現代医学がなしえなかった驚異の心身改善効果が得られるのです。

もう、お気づきのように、この古代ヨガの呼吸法・瞑想法は、みごとな波動療法なのです。「丹田呼吸」で、まず自律神経系が整います。具体的には交感神経の緊張から、副交感神経の緩和に移行します。すると、攻撃ホルモン、アドレナリンが消えて、快感ホルモン、エンドルフィン等が分泌されます。すると、脈拍、血圧、血糖なども安定して、リラックス状態となり、自然治癒力が最大限に働くようになり、怪我や病気も、劇的に治癒していくのです。

このように瞑想と呼吸は、心身の波動を正常化、沈静化して、理想の健康状態に近付けていきます。まさに、ヨガは波動医学のルーツなのです。

2 「経絡」「チャクラ」は氣のネットワーク

●IN・OUT！ これが命だ！

ヨガ、漢方、仙道など東洋医学は、古来、生命の本質をとらえていました。

それが、「氣」（バイタル・フォース）の存在です。

私のヨガの師である沖正弘導師は、講和で明言しました。

「……IN・OUT！ これが命だ！ ……命は流れだ。入れたら出せ、出したら入れろ」

なんと簡潔な真理の表現でしょう。それは、食物、呼吸、意識、情報……すべてに言えます。

「氣」エネルギーも同じ。漢方では、「氣」の巡るネットワークを発見し、それを「経絡」と命名しています。そして、「氣」が集中した点が「経穴」です。

これら「経絡」「経穴」の存在は、西洋医学から長い間、疑問視されていました。たんなる迷信と見下されていたのです。ところが、科学の発展にともなう測定機器の発達が、流れを根本から変えたのです。

人体の皮膚表面の微妙な温度差を測定するセンサーで、体表面を走査すると、微妙に温度の高い部位が、光る点となって、浮き上がったのです。医師たちは驚愕します。

なんと、その光る点の位置は、すべて漢方の「経穴」と一致したのです。

「経絡」「経穴」説は、真理だった……。それから、劇的に流れが変わりました。

西洋医学の医師たちも、積極的に鍼灸医療を学ぶようになったのです。

いまや、全米で私立、公立を合わせて数百もの鍼灸学校があるといいます。

それは、まさに西洋医学が東洋医学に白旗をあげた証しなのです。

「経絡」「経穴」のネットワークに加えて、もう１つ「氣」エネルギーが流れる経路があります。

それが、「チャクラ」です**（図16前出）**。

「経絡」などが一般道路網とすれば、「チャクラ」は幹線道路です。やはり、内外との「氣」エネルギーの交換を行ないます。

3 心で強く思えば「念波」で心身も変わる

●信念波動が自然治癒力をオン

「信念」の「念」は、「今」の「心」と読めます。

つまり、「信念」とは「今、強く思う」という意味です。そこから、発生する波動エネルギーが「念波」です。

整体師のオスカー綾塚氏は「信念こそ自然治癒力の馬鹿力をオンにする」と述べています。その好例として、ペッテンコーファーのエピソードをあげます。

彼は、ドイツの衛生学者。かつてコレラ感染説を唱えるコッホと激突、議論は白熱し「コレラ菌を飲んでもコレラにかからぬ！」と、なんと純粋培養液を一気に飲み干してみせた。当然、コレラにかかり100％死んでしまうはず。しかし、彼は下痢ひとつしなかった。なぜか？

「……それは、彼の『コレラ菌など存在しない！』という絶対的なまでの信念が、コレラ菌を殺してしまうほどの自然治癒力の力をオンにした……という、たったそれだけの事なのです。信念という内的刺激（イメージ）が、いうならば『コレラ菌を無毒化』してしまう遺伝子をオンにしたのです」（『ウィズダム・ヒーリング』ブイツーソリューション）。

この事実は、外的波動だけでなく、内的波動（信念）も、身体を作り、生命を動かすことの証明です。つまり、「心は体の設計図」でもあるのです。

図 33　■「ありがとう」で腕力、「このやろう」で脱力！

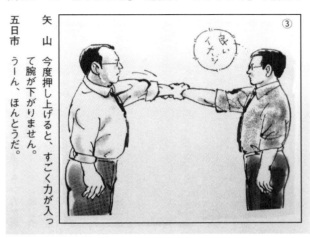

矢　山　今度押し上げると、すごく力が入って腕が下がりません。
五日市　うーん、ほんとうだ。

（出典：『運命が変わる、未来を変える』より）

「思考は、現実化する」という有名なナポレオン・ヒル『成功哲学』（田中孝顕訳　きこ書房）もその真理と効用を解説したものです。

●感謝で氣エネルギーは高まる

矢山利彦医師は、「気の医学」の第一人者。『気の人間学（正・続）』（ビジネス社）という著書もあります。気功師の資格も持ち〝ゼロサーチ〟という波動診断装置を開発・応用していることでも知られます。

やはり、彼もイメージが筋肉など体に影響することを実験で証明しています。

まず被験者に右手を前に出させて、マイナス・イメージを思い浮かばさせる。

その腕を押すと、かんたんに下がってしまう。

次にすごく感謝している人を思い浮かべる。

すると、今度は腕に力がこもり下がらない。

矢山医師は明言する。「感謝すると氣のエネルギーが高まって筋力が強くなるのです」(『運命が変わる、未来を変える』ビジネス社より)(図33)。

同じ現象は、〝Oリング・テスト〟でも起こります。これは、人差し指と親指でOリングを作り、それが「開く」「開かない」で、対象の生命への適否を判定するもの。

現代生理学では、そのメカニズムは不明とされてきました。

しかし、波動エネルギーが関与していると考えれば、説明可能です。対象の波動が被験者の生命波動と合致していれば共鳴して筋肉力が増す。合致しなければ共鳴は起こらず、筋肉力が入らない……というわけです。

4　地球の裏側でも治す「遠隔気功」の神秘

●気功師は「氣」を送り癒す

さらに、「氣」エネルギーで病気を治す手法に、気功があります。

気功師は、「氣」を操《あやつ》る達人です。それは、一朝一夕《いっちょういっせき》になれるものではありません。

オリンピックで金メダルをとる選手が、想像を絶するトレーニングを重ねてきたのと同じです。「氣」を鍛えるには、やはり、想像を超える鍛練が必要です。

武術の達人は、気合いで飛ぶ鳥を落とすといわれます。

気功の達人も、「氣」を送ることで、動物を眠らせたり、倒したりすることができます。

さらに、離れた場所にいる弟子に、「氣」を送る……という超能力も発揮できるようになります。その典型が遠隔気功です。

地球の裏側でも、「氣」を送ることで病気などを治せるのです。

ここまで来ると、マユツバだ……と笑う人もいるでしょう。

しかし、実際に、遠隔気功の実験では、「氣」を送ったときに、送られた患者に、明らかに生理的な改善反応が確認されています。遠隔気功で、「氣」エネルギーが、患者に伝わったことは、明らかです。

このメカニズムは、いまだ解明されていません。

タキオンやクォークなど、超微小素粒子が関与している……などの説が本気で議論されています。

●すべては「氣」に通じる

その他――「氣」の流れを診て、改善し、病気や怪我を治す医療は、数多くあります。

▼**「指圧療法」**…「経穴」に指で圧刺戟《しげき》を加え、「氣」の流れを改善するものです。

▼**「お灸療法」**…「経穴」に熱刺戟《しげき》を与えて、同様に「氣」の流れを良くします。

▼**「吸玉療法」**…一見、不思議で奇妙に見える療法です。

韓国ではプハンと呼ばれ、かつては、全世界で行なわれていた伝統医療です。

なにしろ、人類最古文明のインドのモヘンジョダロ遺跡にも、この「吸玉療法」の壁画が描かれていたそうです。

これは、カップ「吸玉」内を陰圧にして、身体にかぶせると、皮膚がまんじゅうのように引っ張られて膨らみます。体表に近い毛細血管が拡張して、血行が促進されます。

「点で行なう鍼灸とちがい面で経穴刺戟《しげき》する極めて有効な治療法」と森下博士も絶賛しています。

▼**「瀉血《しゃけつ》療法」**：これは、汚血を除去する有効な伝統療法。沖縄では鍼灸と吸玉を合わせて実践しています。地元の言葉で〝ブーブー〟と呼ばれている。
鍼で皮膚表面に小さく穴を開け、そこに「吸玉」をかぶせる。するとレバーのような汚血が吸い出される。漢方でいう汚血の存在を、初めて目の当たりにして、驚きました。

東洋医学では、万病は体毒（汚血）で生じる——と教えます。

この療法では、まさに、その教えが正しかったことを実感できます。

▼**「整体療法」**：体の歪みを正すことで、「氣」のめぐりをよくし、病気や怪我を治します。
海外で行なわれてきた「背骨矯正」（カイロプラクティック）も、その一種です。

やはり、ロックフェラー財閥など医療マフィアが支配してきた西洋医学に徹底弾圧されてきました。しかし、近年、その効用が再評価されています。

日本でも独自の「整体療法」が受け継がれています。たとえば「腱引《けんびき》療法」。これは、戦国時代から伝わる応急医療。戦場で開発されたという。筋肉の腱を刺戟《しげき》することで、劇的に運動機能が回復します。「整骨療法」も、骨格や関節の歪みを正し、病気や不調を治します。

▼「**音楽療法**」：植物ですら、いい音楽を聞かせると、成長が促進されます。動物の人間もいい波動の音楽に接すれば、心身の波動エネルギーも改善されます。

▼「**音響療法**」：音楽を超えて、心身に有効な波動エネルギーを、音響機器によって、患者に与える療法です。後述のように、増川いづみ博士の「音叉療法」、山田豊文氏の「音響療法」、西堀貞夫博士の「音響免疫療法」などが、目覚ましい効果をあげています。

▼「**滝壺行法**」：滝壺で滝に打たれる修行法です。宗教的な修行の一種ですが、病気の治療効果も、見直されています。「冷たい水の刺戟《しげき》で、交感神経の緊張を極限までにもっていく。うつ病なんか、一発で治る！」と、経験者の菅野喜敬医師。これは、まあ一種のショック療法です。北欧でサウナの後、雪の上で転がったり、冷たい海に飛び込むのと同じ。しかし、心臓の弱い人は要注意。

▼「**香り療法**」：英語で〝アロマテラピー〟。植物など心地好い「芳香刺戟《しげき》」も嗅覚を通じて、脳をリラックスさせます。その香り効果で、病気を癒すのです。

▼「**色彩療法**」：英語で〝カラーセラピー〟。色彩には、おのおの心理的な効果があります。色も周波数をもつ電磁波の一種。その周波数によるバイブレーション効果で体調を整え、病気を癒すのです。その他、色彩感覚が豊かになり、様々な能力開発につながります。

▼「**オーラ診断**」：よく「あの人にはオーラがある」なんて言いますね。オーラとは、肉体を取り囲む生体エネルギーのことです。つまり、当人から発せられる「氣」エネルギー。

人体は、電磁気などエネルギーで生命活動を営んでいます。そして、エネルギー体は、

写真34　■動物、植物、指先……生命エネルギーは光を放つ（体表からのエネルギーを撮影。キルリアン写真）

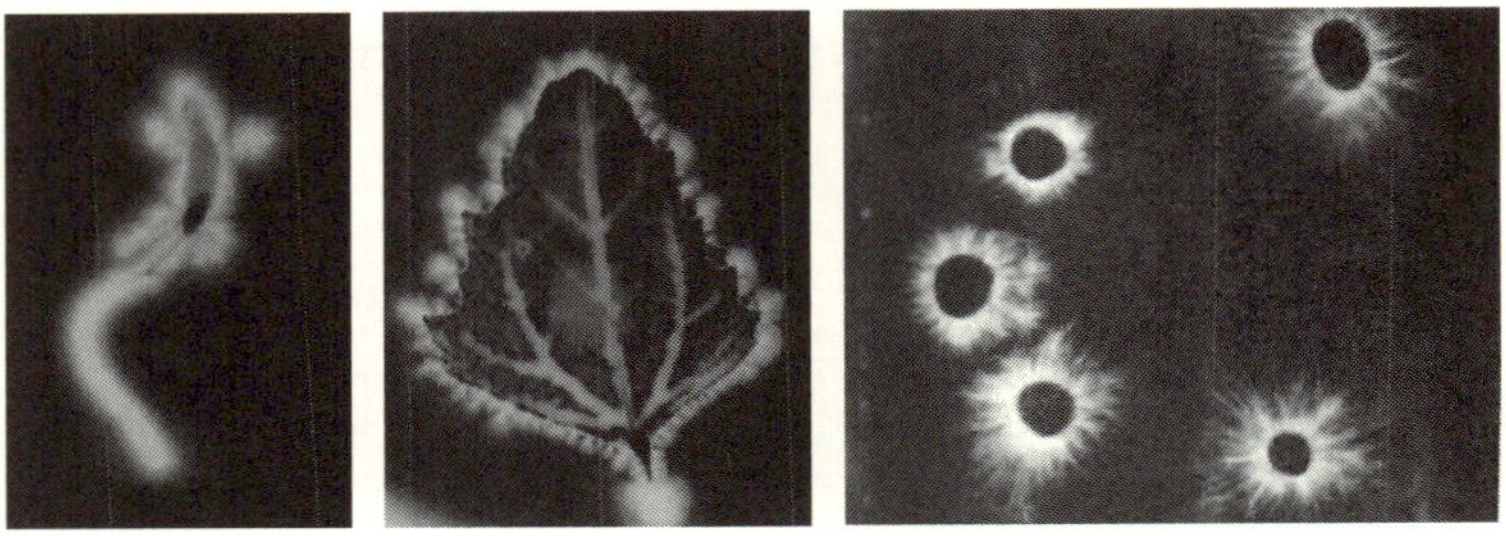

（出典：『波動機器の歴史と現状』より）

様々な光を発します。エネルギーは電磁波として放射され、その一部が可視光線として出現するからです。人体は、エネルギー・ポイントである7つの「チャクラ」があります。その各々から発せられるエネルギーがオーラです。ふつうは、目には見えません。

しかし、感覚のするどい人には、それが色彩として見える場合があります。

病気や気分なども、オーラパターンとして現れるので、診断にも使われます。

診断能力が高まると、本人の過去生なども判るという。次元や、時間を超えたものが、オーラに現れるのかもしれない……。

中には、オーラと聞いただけで、せせら笑う人がいる。医療マフィアが支配するメディアに、そこまで〝洗脳〟されているのです。

しかし、あらゆるエネルギー体は光を発する。だから、人体も光を発するのも当然すぎる話。人体表面から放射されるエネルギーは、キルリアン写真などで実証されている（**写真34**）。

▼**「催眠療法」**：これは「心理療法」（サイコセラピー）の一種。深層心理に暗示をかけて、病気の原因を探り、さらに、暗示により、それを取り除いて治癒させる。

▼**「イメージ療法」**：ガン治療の代替医療などで、採用されている。暗示療法の一種。ガン細胞をやっつけるシーンなどを、ありありとイメージすることで、実際に、ガン細胞は消失していく。「イメージは現実化する」（ナポレオン・ヒル）という心理メカニズムを応用したもの。

▼**「笑いの療法」**：「笑門来福《しょうもんらいふく》」。笑う門には福来る。「笑いは万病を癒す」効能がある。笑いについて、医学的研究も進み、その驚異的な効能が注目されている。喜劇を見て笑ったら、ガンと戦うＮＫ《ナチュラルキラー》細胞が6倍に増えたなどは、その典型。私は『笑いの免疫学』（花伝社）をまとめて、その思いを強くした。全国の病院に「笑い外来」を設けることを提案する。

▼**「笑いヨガ」**：笑いの効能を、ヨガ行法に取り入れたもの。世界的に爆発的に広まっている。副作用はゼロ。効果はバツグン。サークル活動として、コミュニケーションも拡大する。

▼**「ホメオパシー」**：世界的に、もっとも期待を集めている代替医療。「非科学的」と中傷、弾圧を加えて、欧米医学界から追放してきたのが国際医療マフィア、ロックフェラー財閥。ところが、一族は、いっさい薬は飲まない。医者も近付けない。かかるのは、なんとホメオパシー医師のみ。だから、ディビッド・ロックフェラーは101歳で元気いっぱい。これは、壮大なコメディです！（参照　拙著『ロックフェラーに学ぶ悪の不老長寿』ビジネ

ス社）

以上――。

西洋医学側から、迷信だ、非科学だ、と中傷弾圧されてきた伝統医療が、それぞれ、力強く復活している。

迷信で、非科学で、ペテンで、危険極まりないのは、まさに西洋医学の方だった……。

これら、伝統医療に共通するのは、自然治癒力を生かす真の医療であること。

自然治癒力とは、正しい生命波動エネルギーである。

だから、これらは、すべて波動医学の仲間たちなのです！

ここまでは、伝統の波動医学をザッと検証してきました。

これからは、新しく台頭してきた波動医学をみてみましょう。

5　ガン１００％完治させ、抹殺されたライフ博士の悲劇

●ガンの完治療法を見つけた男

16人の末期ガン患者を、全員治した。

そのため、医学界を永久追放された男がいる。

その名は、ロイヤル・レイモンド・ライフ。あなたは、初めて聞いたはずだ。

彼は「ガンに苦しむ人を救った」という〝罪〟で、アメリカ医学界から永久追放されたのである（**写真35**）。

「……医療従事者でも、その名を知っている人は、少ないのではないでしょうか」

ブログは、この書き出しで始まる。

私がもっとも信頼を寄せる市民シンクタンク「THINKER」。若者中心のチーム。代表の鶴田ナオキさんはじめ、私が最も評価するグループ。彼らこそ真のジャーナリスト集団といえるでしょう。マスメディアの堕落とは、まさに対照的。彼らのブログを開いて下さい。世の中の闇に光が射すのを感じるでしょう。その報告に着目しよう。

「……ロイヤル・レイモンド・ライフ博士。これほど、医療において革命的発明・発見をした人物はいない、といっても過言ではありません」（同）

その偉業を、こう断言している。

――人々を苦しめる、あらゆる種類の病気を、完全に治癒する方法を、約80年も前に見つけた人物――

写真35　■20世紀最大の医療業績を上げ抹殺された……（悲劇の研究者レイモンド・ライフ博士）

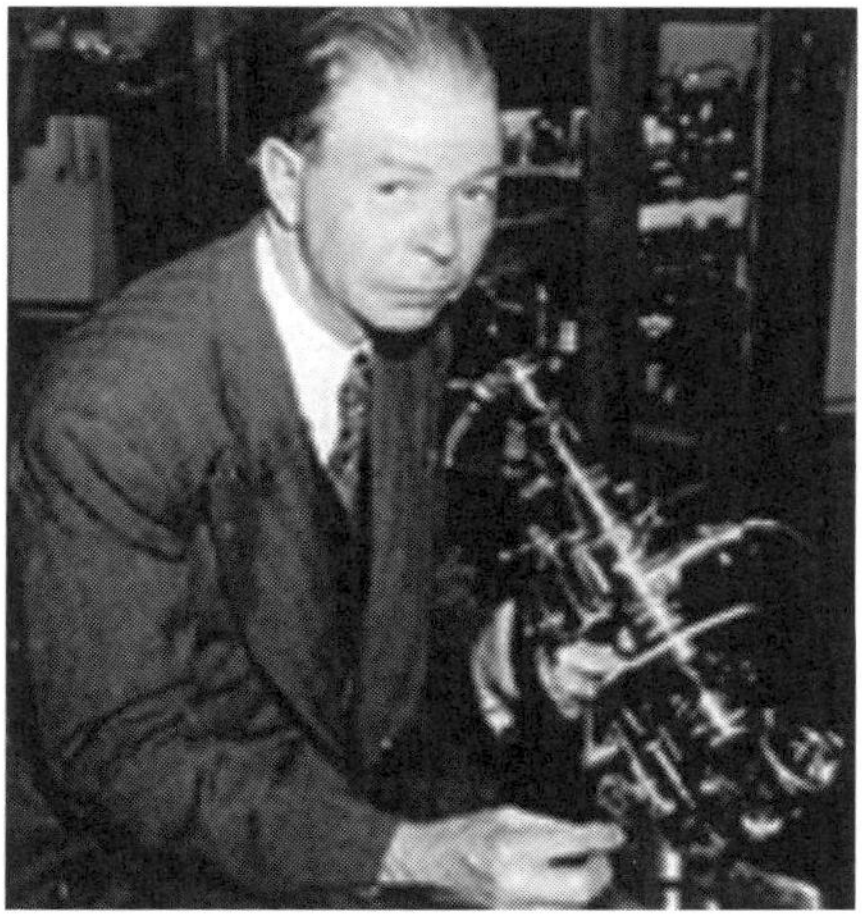

（出典：『THINKER』ブログより）

「……ライフ博士の魅力的な治療が本物ならば、先進医療として、スタンダードになっていいはずです。だれもが抱く疑問の答えは、医療の正史には、決して出てこない。抹殺された天才の壮絶な人生が物語っています」(同)

●1933年、6万倍顕微鏡を発明

レイモンド・ライフは、米国ジョンズ・ホプキンズ大学で医学を学びます。

さらに、細菌学に興味を抱いた彼は、独学で光学を学び、ついに超高精度の顕微鏡を発明します。さらに、様々な最新機器を発明しています。全て、自ら設計し自ら製造したという。

まさに万能の天才……。

その発明品には、「ヘテロダイン・紫外線顕微鏡」「ミクロ解像管」「極微操作装置」……などなど。

1910年代、細菌学を研究していた博士は、当時の2500倍という低性能の顕微鏡に失望し、自らウィルスまで見ることのできる世界初の顕微鏡を開発します。

さらに1933年には6万倍という驚異的な倍率を誇る超高性能の顕微鏡を完成させたのです。

こうして、ライフ博士は「生きたままウィルスを観察した世界初の人間となった」(同)。

それが、いかに画期的なことか……。

●ウィルスたちは活発に変化した

われわれは、高性能顕微鏡と聞けば、即座に「電子顕微鏡」を思い浮かべる。

現代でも、ミクロ世界の観察で多用されている。しかし、致死性の強烈な電子線を観察対象に照射するため、微生物は一瞬で死滅する。

「……そのミイラ化した残骸や死骸が観察できるだけなのです。一方、ライフ博士の顕微鏡のもとでは、生きているウィルスが目まぐるしく動き回り、環境の変化によって形を変えたり、発ガン性物質と反応して素早く複製したり、また正常な細胞をガン化させていく様子も観察することもできた」（同）

ここで、だれもが不思議に思うはず。

ライフ博士が、１９３３年と80年以上も昔に、超高精度のスーパー顕微鏡を発明している。なのに、どうして現代は、このライフ式光学顕微鏡を使わず、いまだ欠陥品の電子顕微鏡で、微生物の観察を続けているのか？

電子顕微鏡は、その電子線で微生物を焼殺し、まさにミイラ状の死体しか観察できない。

ここに、謎のヒントがある。

現代医学を闇から支配する連中は、生きたまま微生物やウィルスを観察されては、困る理由があったのだ。

6　発ガン・ウィルス発見！　波動で殲滅《せんめつ》成功！

●正常細胞をガン化させる元凶

しかし、ライフ博士はそのタブーを自《みずか》らが開発したスーパー顕微鏡で、犯してしまった。

ライフ博士は、他の研究者が見ることのできない微生物やウィルスのビビッドな生態をありありと観察することに成功した。

そして、そこで彼は〝見てはいけないもの〟を見てしまった。

１９１０年代に、彼は生きたウィルスまで観察できる超顕微鏡を発明している。

そして、ウィルスの観察を続けるうちに、１９２０年には、すでに「ヒトにガンを作るウィルス」の存在を発見していた。

彼は、この事実が決定的であることを実験で実証した。

なんと、この発ガン・ウィルスを使って、正常細胞をガン化させる実験を、２万回以上試みたのだ。そして、全ての実験で、正常細胞はガン化した。

……さらに、このウィルス培養液から、４００種類もの腫瘍を作り出すことにも成功した。彼は、これら観察過程を、すべてフィルム映像や写真に記録して収録した。

その他、実験内容は、細部にいたるまで記録に残した。

そうして、彼は、発見した発ガン・ウィルスを「クリプトサイズ・プリモーディアルズ」と命名した。

●ウィルスを共振させ破壊に成功

次に彼は、この〝殺人ウィルス〟を退治する方法の研究に没頭する。

「ガンをつくるウィルスを根絶すれば、患者のガンは消滅するはずだ」

〝不治の病〟のガンが治る……！

その光明が、見えてきた。この発ガン・ウィルスを根絶する方法はないか？

……彼は、ウィルスの姿を視覚化させるために用いた技術を思い出した。

それは波動の〝共振・共鳴〟原理である。

その原理で、ウィルスを破壊することに挑戦したのだ。

……彼は、あらゆる物質と同様、目に見えないレベルでウィルスも独自振動数で振動していることに着目した。そして、そのウィルスと共振する周波数の光を照射して、ウィルスをさらに振動させた。光の振動数でウィルスを強制的に〝共振〟させたのだ。

そして、ついに発ガン・ウィルスは自らの共振振動に耐えきれなくなってきた。

彼は……ウィルスが構造的な形の維持に、耐えきれなくなるまで照射レベルをさらにあげていった。すると、ウィルスの形は歪み、ついに崩壊してしまった！

こうして、ライフ博士は、共振現象を用いた波動療法で、ガンを根絶する方法を発見したのである。

「……ライフ博士は、この周波数を『致死反応振動数（ＭＯＲ）』と呼びました。そして、この『致死反応振動数』の光は、ウィルス以外の周りの正常な細胞には、いっさい害を与えないのです」（「ＴＨＩＮＫＥＲ」）

●患部に光をあてるだけ！

彼が発見し、成功したガンの治療法は、極めて画期的だった。

まず、ガンに「致死反応振動数」の光線を照射するだけですんだ。

だから、かかる費用は電気代くらい。治療費も驚くほど安上がりですむ。

さらに、患部に光を当てるだけだから、苦痛も副作用もない。このＭＯＲ療法を施された患者のガンは、急速に縮んで消滅していった。だから、患者はほどなく完治して、家族のもとに、笑顔とともに返っていった。

まさに、それは奇跡のガン治療法だった。

他方、超猛毒の抗ガン剤を投与する化学療法は、脱毛や猛烈な副作用で患者を苦しめる。

放射線療法も同じ。極めて有害性が強く、患者を衰弱させる。手術も、過酷な負担、苦痛を与える。そして、これら三大療法は、ガンを治せない。それは、厚労省も認めている。

まさに、治療法というより、正体は悪魔的な虐殺法なのである。

これら、地獄のガン治療に比べれば、ライフ博士が発見した波動による治療法は、患者にとって天国ともいえる。

●共鳴原理でガン・ウィルスを破壊

このライフ式ガン治療のポイントが共振現象だ。

「……ワイングラスをある特定の音波で、破壊できることに似ています。目には見えませんが、ワイングラスの分子は、すでにいつも特定の音で振動しています。その音とは、その音波の高調波と同じ振動数です。つまり、その音と共鳴しているのです。すべてのものは、その物質特有の振動をしているので、〝その音波〟で破壊されるのは、そのワイングラスだけです」（『ＴＨＩＮＫＥＲ』）

まさに、ライフ博士は、この共鳴原理によりピンポイントで発ガン・ウィルスを破壊する術を発見したのです。

発ガン・ウィルスの破壊法の発見に満足することなく、彼は、さらなる可能性に挑戦し続けます。それは、同じ共鳴原理で、ヘルペスや小児麻痺、破傷風、インフルエンザなど、数多くの発症原因となる病原ウィルスを破壊する特定周波数の探求に没頭します。

48時間、不眠で研究に没頭した……というエピソードが伝えられています。

●末期ガン患者の治癒率１００％

１９３４年、ライフ博士の研究所で、末期ガン患者16人の治療実験が行なわれた。

研究チームには、医師、病理学者などが参加した。

３カ月をかけて、ＭＯＲ照射による治療実験が行なわれた。

その結果を審査したのは、南カリフォルニア大学、特別医療研究所委員会。メンバーの委員たちは、患者の診察を行ない、「14人（87・5％）の末期ガン患者が、完全に治癒している」と報告した。さらに、治療は続行された。そして、残りの患者2人（12・5％）も4週間後には、このライフ式治療法により、完治してしまった。

なんと、ライフ博士の波動技術による治癒率は100％！……と確認された。

「……現代の最先端治療でさえ、ガンの平均治癒率は15〜30％と言われていますから、この数値がどれほど、驚くべきものか、おわかりになるでしょう」（同）

ところが、このガン治癒率100％！……という驚異の結果が、博士に悲劇をもたらす。

●医薬品業界による悪魔的な圧殺

「……医薬品業界が一番恐れているのは、この痛みも費用もかからずに末期ガンを100％完治させてしまう治療法の存在が、明るみに出てしまうことなのです」（同）

博士をとりまく状況は、恐ろしいほどに、一変します。

1931年、米国医学界で権威ある44人が晩さん会に集い、ライフ博士の研究成功を盛大に祝ったのです。

ところが……。

「驚いたことに、1939年までには、晩さん会にまつわる医者や科学者のすべてが『ライフ博士という人物にあったことなど一度もない』と証言する事態にいたります。ともに研究したアー

サー・ケンダル博士や、よき協力者であったミルバンク・ジョンソン博士も例外ではありませんでした」（同）

その後、ライフ博士を筆舌に尽くしがたい、戦慄の悲劇が立て続けに襲う（参照第５章）。

●歴史に名を刻んでいただろう

人類の医学史上、もっとも偉大な功績を残したライフ博士——。

彼の業績を国際的批評家ベンジャミン・フルフォード氏は、こう称えている。

「……20世紀前半、すべてのウィルス性の病気を治す方法を考えた学者がいる。その名はロイヤル・レイモンド・ライフ。20世紀前半に彼は20年もの年月をかけて電磁波を使った治療法を開発した。この技術が普及していれば、何十億人が救われたことだろう。もし封印の扉が開かれれば、これからでも確実に人類の幸せにつながる発明である。

その方法とは、顕微鏡と電磁波をつかった実にかんたんなものだった。彼の臨床実験の結果は、１９３０年代まで科学雑誌、医学雑誌に発表され、効果はしっかり立証されていた。このままいけば、偉人として扱われ、歴史に名を刻んでいただろう」（『闇の支配者に握り潰された世界を救う技術』イーストプレス）。

7　驚異の治癒率85％――ドイツ波動医学の挑戦

●ライフ博士の業績そして悲劇は、欧州の台頭

ライフ博士の業績そして悲劇は、「自由・平等・博愛」を歌うアメリカが、じつは恐ろしいほどに陰険で残酷な国であるかを、私たちに突き付けてきます。

ライフ博士の後半生は、まさに失意と絶望の極にあったと言われます。その心中は、察してあまりある。われわれ後進は、悪辣《あくらつ》な〝闇の勢力〟により奪い去られた彼の業績を掘り起こす作業にとりかからなければなりません。

こうして、述べてきたようにアメリカにおける奇跡的な波動医学の芽は、残忍な悪意で絶たれてしまいます。

しかし、近代から現代にかけて、ロックフェラー財閥を中心とする医療マフィアたちが、いくら圧殺に奔走しても、波動による新医学を探求する動きを封じることは、できませんでした。

薬物療法一辺倒の現代医学は、余りにも不自然で、さらに、薬を与えるほど、病気は治らず、ひどくなっていく。普通の感覚なら、これはおかしい。他にも病気を治す方法はあるはずだ。こう思うのはあたりまえです。

アメリカでは、ライフ博士は弾圧され、１９７１年、悲運の生涯を閉じます。

ちょうど、このときヨーロッパで、その遺志を引き継ぐかのように、波動医学が産声をあげる

のです。

●土木機械会社オーナーの挑戦

それは、ドイツから始まりました。

ドイツ波動医学の提唱者は、いささか毛色が変わっています。

その名は、パウル・シュミット（写真36）。

彼は、医師ではありません。医学研究者でもない。なんと、トンネル工事用の掘削マシン製造会社の経営者。つまり、土木機械会社の経営者が、波動医療の装置を開発したというからユニーク。しかも、会社は、掘削機械では世界的に有名な大企業トラクトテヒニーク社。そのオーナーが、どうして波動医学に目覚めたのだろう？

　彼は、地中配管用のボーリング・マシンを開発して、この分野だけで１００以上もの特許を取得している。

「……一言でいえば、パウル・シュミットはエジソンのような天才型の発明家です。３００以上の特許を持つ発

写真36　■ドイツ波動医学の創始者
パウル・シュミット

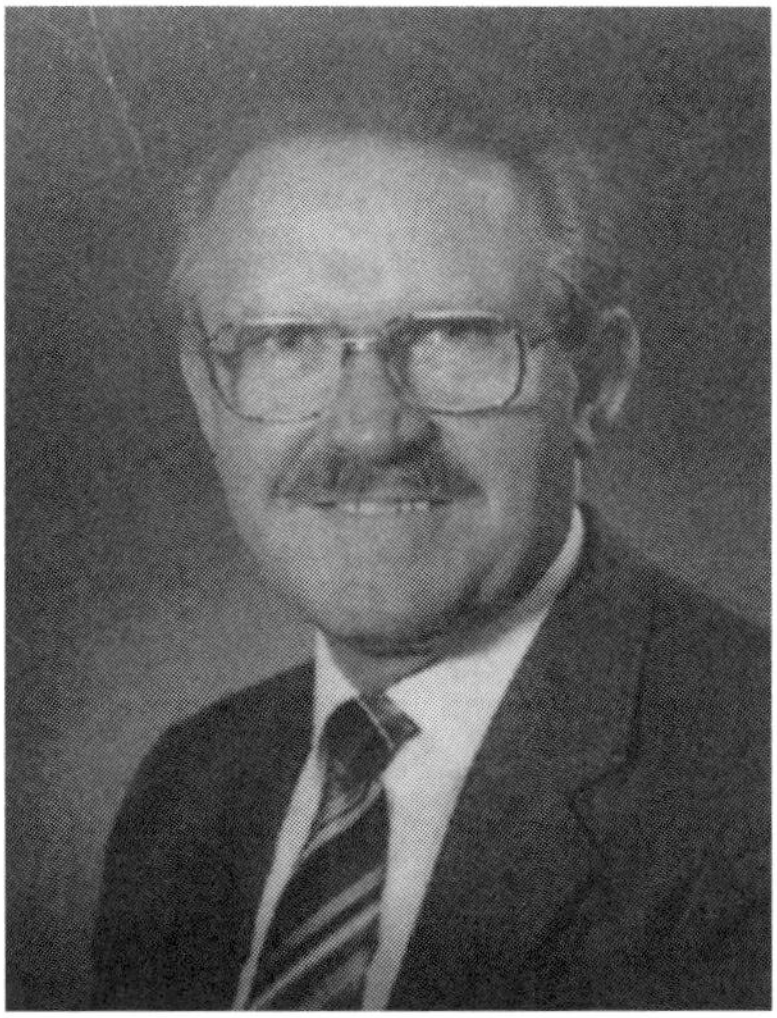

（出典：『最新ドイツ波動健康法』より）

明家だったこと。また事業家としても精力的に活動した点まで、エジソンとよく似ています」
（『最新ドイツ波動健康法』ヴィンフリート・ジモン著　現代書林）

旺盛な好奇心の発明家であった……。

ここに、ライフ博士との共通点を見出だします。発明家は、既成の権威を否定します。そして、新しいことに挑戦する。パウル・シュミットが既成医学に疑問を抱き、新しい医療にチャレンジしたのも、発明家なら当然です。

彼が振動医学に興味を抱いたのも土木工事から、というのも面白い。

彼はそこで、地下水脈や磁気の乱れが、人体に様々な影響を及ぼすことに気づいた。

その研究から、生体波動の乱れや滞《とどこお》りが病気の原因であることに、気づいたのである。

シュミットは、1962年、郷里シュットガルトに振動医療装置レヨメータなどを製造するレヨネックス社を設立。「ダウンジングロッド」「デュープレックス」など、波動医学関連の装置を開発している。

彼は、明るく陽気でユーモアの人でもあった。そして、篤志家でもあり、晩年は慈善事業に私財を投じて、人々のために尽くしている。その口グセは、

「よいことをしなさい。そして、それを人に言わないこと……」

彼が発明した振動医療装置は、なんと臨床成績で85％もの治癒率を誇る。

彼はそれを吹聴することはなかった。

8　生命エネルギー（氣）の流れを回復させる

●それは治療ではなく「波動調整」

では、ドイツで起こった振動医学とは、どのようなものだろう？

「振動医学で行なうのは、治療ではなく、波動医学を用いたハーモナイズ（波動調整）です」（前著）

ここでいう「波動調整」という用語は、波動医学の本質をよく表しています。

「……東洋では、何千年も前から『氣』と呼んできましたが、私たちの体には、目に見えない生命力が流れています。あえて西洋流にいえば『オーラ』といわれるものが、それにあたると思われます。振動医学では、これを『エネルギー・ボディ』あるいは『エナジェテック・フィールド』と呼んでいます。つまり、全身の器官や、組織、細胞の1つひとつに力を与えているエネルギーの流れです」「それが、何らかの理由で衰え、エナジェテックな滞りができると、そこに病や障害が発生しやすくなる――というのが、振動医学の基本的な考え方です」（同）

じつに明解で、わかりやすい。

振動医学では、その〝滞り〟を「ブロッケード」と呼ぶ。

その文字通り、「氣」エネルギーの流れをブロックしているものです。

「エナジェテックな流れを回復するために、振動医学で用いるのが、超微細な波……すなわち振動なのです。それぞれのブロッケードに対応する周波数の波＝『ｗａｖｅ』を用いて、原因となったブロッケードを解消する。これが『ハーモナイズ（波動調整）』と呼ばれるものです」（同）

その発想は、まさに鍼灸など東洋医学の思想そのものです。

●「バイオレゾナンス」（生体共鳴法）

ここで用いられる〝超微細な波〟とは「現代テクノロジーでも捉えきれない」ほど微弱という。

１９７０年代後半、この「ハーモナイズ」（波動調整）理論にもとづき、開発された装置が「波動送波器」（レヨメータ）です。

むろん、開発したのは〝ドイツのエジソン〟パウル・シュミットその人です。

彼が着目したのが、波動の共鳴現象です。これも奇しくもライフ博士と共通します。

シュミットは、研究により画期的な波動原理を発見します。

それが「バイオレゾナンス」（生体共鳴）です。

「……マクロ的な大宇宙から、超ミクロの素粒子の世界まで、あらゆるところに『波動』は存在しています」「シュミットは、生きた身体、つまり私たちの生体で、この共鳴現象が起こると、身体をコントロールしている生命エネルギーに、〝変化〟が起こることをつき止めました。それが、バイオレゾナンス理論であり、その理論を健康法として応用したのが、『バイオレゾナンス・メソッド』（生体共鳴法）です」（『ドイツ波動健康法』）

9　ただ、ゆったりと椅子に30分座るだけ

●背中シートから調整波を入れる

では――。

そのバイオレゾナンス療法は、どのようにして受けるのだろう？

だれもが、コンピュータ最新装置を想像するにちがいない。しかし、〝治療室〟に通された患者は、とまどう。それは、まるでリゾート地の心地好いペンションの一室。鉢植えの緑も目にやさしい。そこにあるのは、ゆったりとした安楽椅子のみ。このチェアが、振動医学を受ける〝装置〟という。椅子の背もたれには、長方形の茶色いシートが垂れている（**写真37**）。

　このシートが「ディテクタ」と呼ばれる装置。そこから患者に必要な周波数の波動が体内に送り込まれる。椅子の脇に置かれているのがレヨメータ。そこから背もたれにコードが接続されている。しかし、電流ではなく、波動送波器レ

写真37　■波動療法はソファでゆったりくつろぐだけ……

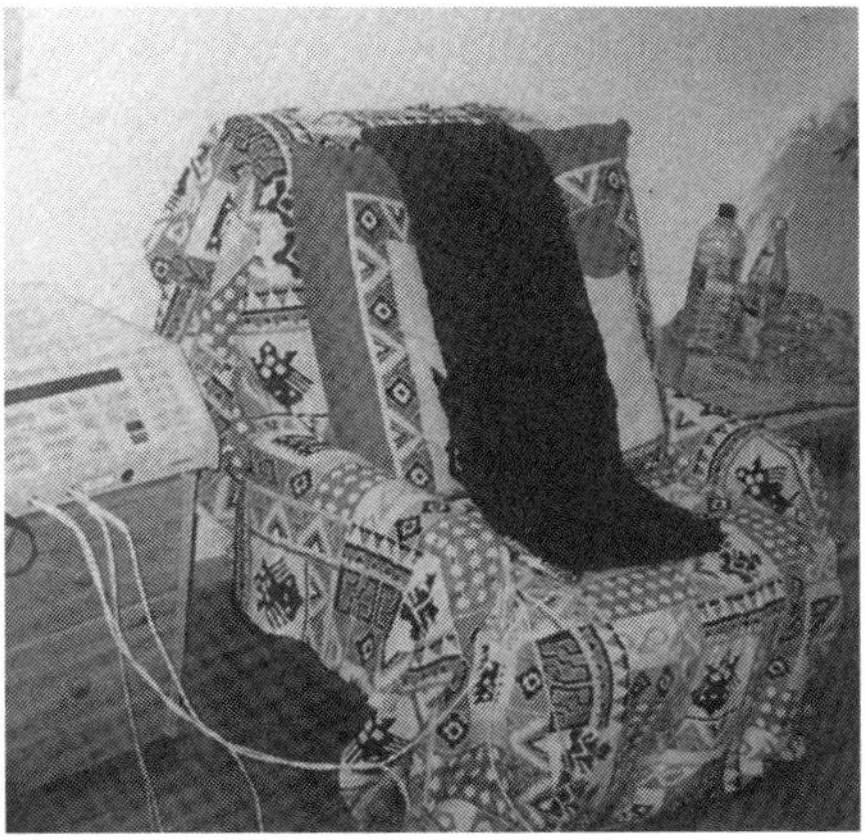

（出典：『波動機器の歴史と現状』より）

ヨメータが送り出す波動を、直接「ディテクタ」に送るコードである。

波動調整の時間は、1回30分ほど。その間、患者は本を読んだり、眠ったり、音楽を聴いたり、思い思いにリラックスして過ごす。

ただし、初診の患者には、問診、カウンセリングなど1時間から1時間半ほどじっくり行なう。

この療法は、ストレスに対するケアを重視するからである。

●臨床現場で治癒率85%の衝撃

日本から、この振動医学を見学に来た医師たちは、目がテンになるという。

なかには「ガンも治せるのですか?」という質問も飛び出す。

それに対して、振動医療を施術している内科医ウルリッヒ氏の回答が面白い。

「治せる、とはどういうことでしょう。病気を『治す』ものではなく、『治る』ものだと考えています。波動が調整されて心身の生命力が高まれば、自然と治るのが病気です」

なんだか、禅問答を聴いているようでユカイ。

このように、ドイツ国内で、多くの協力医師たちが、このレヨメータを導入して治療実験を行なった。その結果は、素晴らしいものだった。

たとえば、ウルリッヒ医師クリニックでの治癒率は85%という。

まさに驚異的効果というしかない。

その後も、多くの医師たちの協力で、臨床研究は進んでいる。

そして、「バイオレゾナンス」（生体共鳴法）の治癒効果が、次々に証明されている。

10　地磁気の乱れ、電磁波汚染……身の回りに注意！

●生命波動を乱す10大原因

この「波動調整」によって、不調や病気が改善する……という事実は、研究者たちに、１つの課題も突き付けます。それは、現代社会は、生体の波動を乱すもので溢れている——という現実です。これは、ベッカー博士が直面した事実でもあります。

そして、現代人の体調不良や病気の多くが、じつは、これら環境に存在する〝振動ノイズ〟から発生していることに、医師たちは気づいたのです。

それは人類を取り巻く「波動的な危険環境」です。

医師たちは、生命エネルギー阻害（ブロッケード）をつくる要因を列挙します。

言いかえると、身の回りの「波動的リスク」です。

10大リスクをあげます。

①ジオパシック・ストレス：地下水脈、断層などからの有害な地磁気を浴びる。

②エレクトロ・スモッグ：電磁波汚染により様々な障害、症状が多発している。

③紫外線などのストレス：紫外線や放射線などには発ガン性などの危険がある。

④医薬品、農薬など化学物質：数十万種類の危険な化学物質製品が溢れている。
⑤食品、水道水の添加物・汚染物質：添加物や汚染で食品や水道水は毒まみれ。
⑥喫煙、飲酒、嗜好品：タバコのニコチン、酒、カフェインは依存性すらある。
⑦水銀、鉛など重金属汚染：アルツハイマーや精神異常などを起こす神経毒性。
⑧病原菌、ウィルスなど、その他バクテリア、寄生虫など：病原微生物で発病。
⑨精神的ストレス：不安、恐怖、怒り、悲しみなど、マイナス波動のひきがね。
⑩酸・アルカリのアンバランス：体液のｐＨの乱れは酸血症など万病の原因だ。

あらためて、身の回りには、さまざまな「波動リスク」で溢れていることに驚かれるでしょう。
①から⑩まで、これらを現代医学では、総称して〝ストレス〟と呼んでいます。
すべてに共通するのは、生命の「氣」の流れを乱し、ブロッケードを発生させ、病気になる……ということです。不安、恐怖、怒り……など、悪い感情も同じ。笑い、感謝、喜び、感動などプラス感情をつねにもつよう、心がけることです。

11　〝ガンの家〟の謎を解くジオパシック理論

●「呪われた土地」の正体

波動リスクで耳新しいのは「ジオパシック」という言葉でしょう。

これは、一言でいえば〝悪い地磁気〟です。つまり、自然界に存在する有害な電磁波です。

昔から、呪われた土地とか、忌まわしい場所などということが、言われてきました。

それらは「風水」「地相」「家相」「方位学」などで、伝承されています。

それらを、現代人は、迷信の一言で否定してきました。

しかし、〝呪われた〟土地、〝忌むべき場所〟は存在することが、明らかになってきました。

それは、悪い電磁波や放射線などを発生させる土地です。


⑴地中を流れる水脈の波動。

⑵断層・地面の亀裂、洞窟が発する波動。

⑶地中にあるラジウム層などからの放射線。

⑷地磁気の広域碁盤目からの波動。

ここで、⑷は初めて聞くはずです。
これは、発見者の名前から「ハートマン・グリッド」と呼ばれます。
「……これらは地磁気による放射帯です。地球の表面は、碁盤目の名前のとおり、『格子状』（グリッド）になった地磁気の流れに覆われており、その交点にジオパシック・ストレスの放射帯が存在します」（『最新ドイツ波動健康法』前出）
だから、地球表面には、格子状に、地磁気の強い場所（ジオパシック・ポイント）が存在するのです。

●〝呪いの家〟〝ガンのベッド〟とは

高圧線の側に住んでいる子どもの発ガンリスクは5倍以上です。

その原点は、電磁波被ばくです。だから、高圧線の側、真下は〝呪われた土地〟です。

周囲に、高圧線もない。そんな、自然の中にも〝忌むべき場所〟は存在します。

よく、地方でも〝呪われた家〟などという風評がたつことがあります。

なぜか家族が、病に冒され、つぎつぎに死んでいく……。

あるいは、子殺し、親殺しが起こる。

人々は、声を潜め、「あの家は、呪われている」とささやきあう。

先祖のたたりじゃあ……と、お婆さんが叫びそうですね。

とくに異様なのは、家族が次々にガンで死んでいく〝ガンの家〟……。

近年、ジオパシックの研究で、その原因が判明しました。それは、地下からの有害電磁波で、犠牲になっていたのです。まさに、家族は乱れた波動にさらされ続け、ガンや精神異常などを引き起こしていたのです。昔なら、家相、方位が悪かった……ということです。

〝ガンの家〟ならぬ〝ガンのベッド〟も存在します。隣に寝るご主人は、なんともない。なのに、奥さんは心身不調を訴え、ついにガンになってしまった。

その部屋の真下を調べると、ちょうど奥さんのベッド直下に断層があり、そこを地下水脈が

図 38　■ゼロ磁場上にある聖地

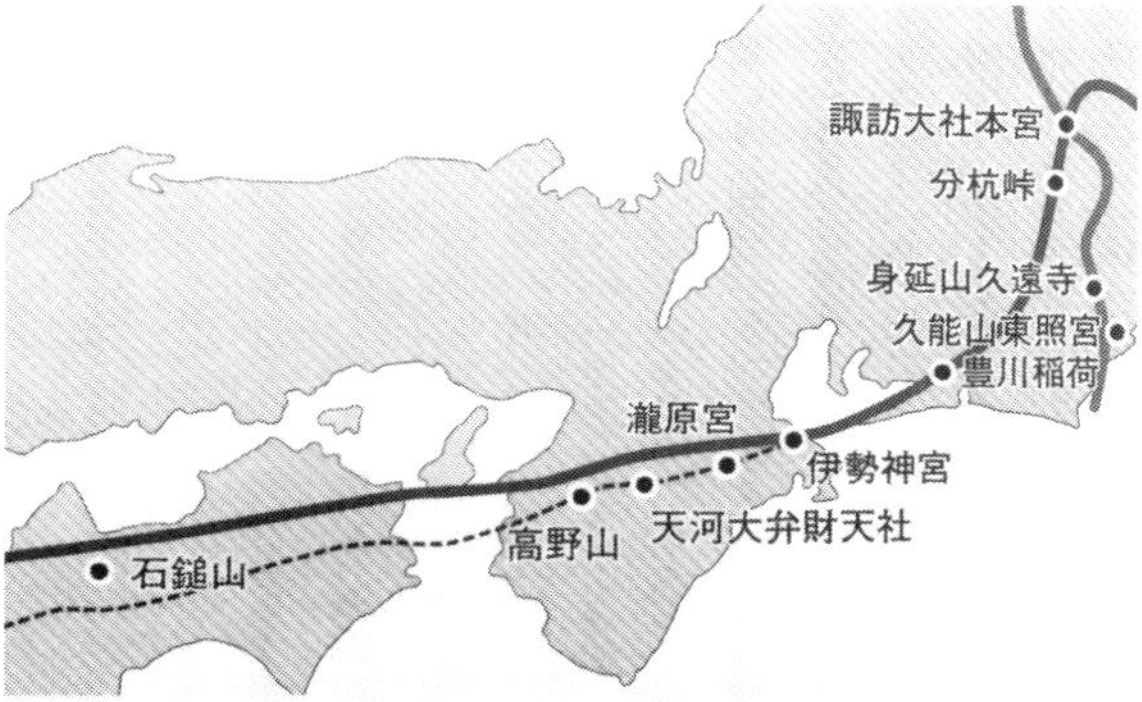

伊勢神宮、諏訪大社、高野山など
日本の聖地と呼ばれる場所は、
中央構造線に集中している。

走っていた。そこから、まさにピンポイントで、有害電磁波が奥さんを襲っていた。

試みにベッドの位置を変えただけで、奥さんは不思議なほど安眠熟睡できたのです。

ぎゃくに、健康に悪い波動の地磁気もあれば、健康に良い地磁気もあります。

そこが、俗にいうパワースポットです。

昔から神社などは、そういう場所に建っているものです。

古来の言い伝えを、軽く見てはいけません。

●聖地はゼロ磁場パワースポット

「人間も生体磁石であり、ゼロ磁場が人を健康に導く」と西堀博士は主張する。

地球は巨大な磁石です。ところが地球上にはN極、S極が同じ力で押し合っている場所が点在します。そこが「ゼロ磁場」です。

「ゼロ磁場になると、マイナス・イオンが増え、

ストレスや疲れを取り去り、免疫力を高める効果があります」（西堀博士）
興味深いのは、地殻構造的には、日本列島の中央構造線沿いにゼロ磁場ポイントが集中している、という。そして、このゼロ磁場上に伊勢神宮、諏訪大社、高野山などの聖地が存在するのです（図38）。つまり、最近流行のパワースポット……。つまり、〝良い地磁気〟スポットです。これに対して、〝悪い地磁気〟を発するのがジオパシック地域なのです。

12　全世界で弾圧を超え、波動医学は復活！

●現代医療は大崩壊している

アメリカのライフ博士、ドイツのシュミット氏など――。

弾圧と偏見、妨害にもかかわらず、全世界で、波動医学の新しい波が起こりつつあります。

その背景には、薬物療法（アロパシー）中心の現代医療の大崩壊があります。

虚妄《きょもう》と殺戮《さつりく》の神殿は、ゆっくりと大瓦解に向かっています。

もはや、悪魔的な〝闇の支配者〟に、新医学を弾圧する力は残されていません。

〝かれら〟の正体を一言でいえば、世界を闇から支配してきた秘密結社フリーメイソンのメンバーです。その中枢組織イルミナティを占めるのは、世界の超富豪13ファミリー、といわれています。中でも2大勢力がロックフェラーとロスチャイルド一族。

しかし、その支配力にも陰りが出てきました。つまり、旧勢力が急速に力を失い始めている……。２０１７年、米トランプ大統領の予想外の就任など、その典型です。

旧体制（アンシャン・レジーム）の崩壊は、もうだれにも止められない。

それは沈む夕陽を引き上げようとするようなもの。すでに、新しい時代の夜明けは、始まっているのです。

未来の新医学の巨大潮流（メガ・トレンド）である波動医学は、いま、新たな産声をあげようとしています。そして、各々、波動医学の発想、手法にも、個性があります。そのチャレンジャーたちの軌跡をたどってみましょう。

13　セラピーを普及させた熱血女性は獄中死

①ラジオニクス

●病人と健康人を繋いでみたら

創始者はアルバート・エイブラムス（１８６３〜１９２４）。アメリカの内科医。スタンフォード大学医学部長、サンフランシスコ医師会会長などを歴任。患者の腹部を叩いた打診音で病気を診断する「打診法」の名人と伝えられる。

「ラジオニクス」治療の発見も、そこから始まった。

彼は健康人の体を導線で病人に繋ぐと、なんと、病人と同じ「打診音」が、健康人からも聞こえる奇妙な現象に気づく。そこで、次の実験を試みた。

この導線の間に「可変抵抗器」をはさむと「抵抗値」（レート）と「打診音」の変化で「病名診断」ができることを発見した。そこで博士は、その知見に基づいた診断装置「レフレクソフォン」を開発したのだ。

●医師協会からの反感と攻撃

さらに、治療薬サンプルを繋ぐと、病気の「打診音」がキャンセルされることを発見した（薬の固有波動が病巣を治癒した！）。

これら研究をもとに、彼は最初の治療装置「オシロクラスト」を発明し、治療に応用した。

これら、一連のセラピーは〝ラジオ・セラピー〟と命名された。

しかし、エイブラムス博士は、この〝発明〟により、米国医師協会から、猛烈な反感と中傷の攻撃にさらされた。

この「ラジオニクス」理論は、病人と健康人を導線でつなぐ、というユニークな発想からスタートしている。健康人からも病人と同じ「打診音」が聞こえたのは、おそらく、健康人の波動が、病人の波動に同調（シンクロ）したからだろう。

よく東洋医術では、治療師が病人の邪気を受ける、という。

これも、一種の波動シンクロ現象だろう。

●ラジオ・ガール立ち上がる

この「ラジオニクス」は、エイブラムス博士への医学界からの誹謗、中傷、攻撃にもかかわらず、意外な発展をとげる。

それを担《にな》ったのが、ルース・ドラウン女史（１８９２〜１９６５）。

アメリカ出身。彼女は、もともと医学とはなんの関係もない。写真ラボで働いたり、ラジオのアンテナ技師として資格を持っていた。いわゆるラジオ・ガール。

ところが、ある日、街で「新しいラジオ・セラピー」という講演会に出会う。彼女はラジオについての講演とかんちがい。参加して間違いに気づくが、このセラピーに強い関心を抱いた。

どうも、彼女には熱中癖があるようで、なんとカイロプラクティック（脊椎矯正師）の資格まで取ってしまう。さらに、エイブラムスに弟子入り志願。ラジオ・セラピストに変身する。博士の開発した「打診法」に変わる「スティックパッド」による診断法まで開発した。次に、「ホモ・ヴィヴィラ・レイ・インストゥルメント」なる、なにがなにやら判らない（！）装置まで開発した。

その勢いで、次に〝ラジオ・ビジョン〟という装置を発明。これは「血液サンプルから内臓の写真を撮る（!?）装置」という。

●ＦＤＡの告発で逮捕、投獄

このような大活躍で、彼女は時の人となり、〝ラジオ・セラピー〟は全米で一大ブームに。しかし、好事魔多し。彼女は米国食品医薬品局（ＦＤＡ）から、医師法違反で告発され逮捕の憂き目に。そして有罪判決を受け、投獄された。しかし、彼女は信念を曲げない。刑務所から出所後も、熱い信念は揺らぐことはなかった。さらに、「ラジオニクス」の研究と普及に没頭するが、再逮捕……。またも有罪で投獄され、獄中で不運の死をとげる。

なんとも、まるでハリウッド映画を見るようなドラマチックな人生である。

ちなみに、現在もアメリカでは、「ラジオニクス」療法は、違法という。

たんなる大量殺戮《さつりく》にすぎない抗ガン剤は堂々と認められている。他方で、治療効果をあげてきた〝ラジオ・セラピー〟は違法……。誠実な熱意で普及に勤めた女性は、獄中死……。

なんとも、やりきれない。やはり、アメリカは悪魔の支配する国である。

14　不当な裁判に見事勝利したジョージ・デラワー

●1万以上の成功症例で裁判勝訴

ラジオ・ガールならぬドラウン女史の不屈の戦いは、次なる担い手に引き継がれた。

ジョージ・デラワー（１９０４〜１９６９）。イギリス出身で、土木技師の経験を持つ。

〝ラジオ・セラピー〟との出会いは、第２次大戦中に、米軍が肺炎治療に使用していたドラウン女史の発明装置を調査したこと。

この理論と効果に感動したデラワーは、その治療装置を複製し、さらにデラワー研究所を設立。

そこで、〝ラジオ・セラピー〟に使用する４０００以上もの新しい「抵抗値」（レート）を発見した。さらに、当時としては珍しい遠隔治療も数多く行なっている。

しかし、彼にも不運が襲う。装置の購入者から「インチキだ！」と裁判を起こされたのだ。

彼は一歩も引かず、法廷に立った。そこで反論証拠として「遠隔治療で効果があった」１万以上の症例を証拠として提出したのだ。

その結果、裁判は……勝訴！

裁判所から、〝ラジオ・セラピー〟の遠隔療法の効果が認められ、原告の訴えは却下された。

残されている記録によれば「約3万件の症例のうち、ラジオニクスだけで3分の1完治し、他の療法と併用して、次の3分の1が完治した。残り3分の1には、効果がなかった」。

現在、女性の唾液サンプルを使って、ラジオニック・カメラで撮影した当時の写真が残されている。摩訶不思議といえば、やはり不思議というほかない。

●日本に伝わってきた波動ブーム

「ラジオニクス」は、日本にも伝わっている。

その伝承者が、堤裕司氏（１９６２〜）。１９８４年、日本ダウザー協会会長。『マインド・テクノロジー』という著書もある。「日本のダウジング研究の第一人者。彼によれば「ラジオニクスは、ダウジングの一形態である」という。

ダウジングとは、両手にL型の鉄棒（ロッド）を持って歩き、地下水脈などを探る方法。古くから、民間伝承で行なわれてきた。水脈などがあるとロッド同士がくっつくなどの反応をする。もう1人。江本勝氏（１９４３～）も「ラジオニクス」の普及に努めている。㈱ＩＨＭ代表。ロナルドウェイン・ストック氏が開発した装置〝ＭＲＡ〟を日本に輸入。「ラジオニクス」装置のオペレーションの経験を踏まえて著者『波動時代の序章』を執筆、刊行。さらに、波動関連の本を13冊も執筆し、波動ブームの旗手となっている。

15　東洋の「経絡」診断を、最新センサーで行なう

②ＥＡＶ系

●ドイツ中心に2万台以上普及

ＥＡＶと呼ばれる波動医学——。

確立したのはラインハルト・フォル（１９０９～１９８９）。ドイツ出身の医師である。彼は西洋医学で学んだ後に、中国で東洋医学を習得している。つまり、東西の医療に精通した医師なのだ。

フォル博士は、中国で学んだ「経絡」「経穴」の診断・治療を行なう最新機器を開発した。それが、ＥＡＶ装置である（ＥＡＶ：Electro-Acupuncture according to Voll)。

東洋医学では、鍼灸師、漢方医は、脈診、触診などで患者を診る。いうまでもなく、長年の経験と鋭い勘が求められる。

その診断を、精密な測定装置にゆだねたのがＥＡＶ装置だ。

その方法は、手足のツボ（経穴）に、電極（プローブ）を当て、電圧の変化を測定するもの。

これは、取り扱いも簡便なので、歯科医療での使用例も多い、という。

このＥＡＶ診断装置は、すでにドイツ中心に2万台以上も普及している。

東洋医学と西洋医学との、成功した融合例といえる。

フォル博士の理論に基づいた波動医療機器は、アメリカの〝アキュプロ〟、ロシアの〝ＡＭＳＡＴ〟、オランダ〝スターライト〟、日本〝良導絡〟、〝ＳＶ-１〟、〝マッチングテスター〟〝ＡＮＩ〟などが開発されている。

16　人体・各臓器などの「固有周波数」３５００種を特定！

③マナーズ・サウンド療法

ピーター・マナーズ医師（１９１５～２００９）。彼はオックスフォード大学、ソルボンヌ大学、ハイデルベルグ大学を卒業した秀才。オステオパシー（整体療法）と電磁気治療で、学位と医師資格を取得している。

彼は、「サイマティクス」という「音と形状」の研究分野を確立したハンス・ジェーニー博士と共同研究に参加。さらに、第2次世界大戦の終わりまでドイツで行なわれていた「人体内の周波数」の基礎研究を受け継ぐことで、マナーズ・サウンド療法を確立した。

写真 39　■マナーズ・サウンドで水に現われた神秘的模様

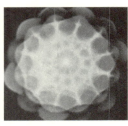

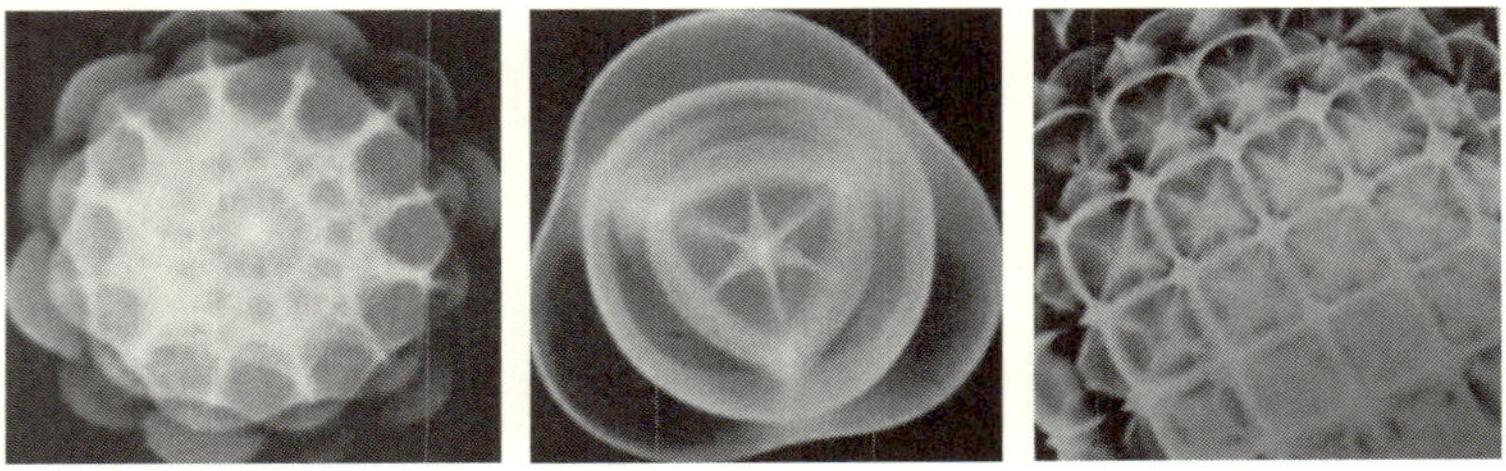

（出典：『波動機器の歴史と現状』より）

彼は、人体の骨、筋肉、臓器さらに生体に関わるオーラ、エーテル体、チャクラなどの「固有周波数」３５００種類を特定した。人体各パーツ「固有周波数」の存在は、波動医学の根本理論となっている。

それを、詳細に解明したピーター・マナーズの功績は、極めて大きい。

これら、「固有周波数」からのズレを測定すれば病巣の診断となる。

ズレを調整すれば治療となる。

マナーズ・サウンド療法は、これら「固有周波数」を、それぞれ５つの周波数の〝調和音〟として再現し、患部や組織に当てて共鳴・共振させる。すると、病変、疾患も完治に向かう。

さらに、精神的なトラウマまでも解放できるという。

マナーズは、これら驚異の治癒例を、すべて臨床現場で実証してみせた。

写真39は、水にマナーズ・サウンドを聞かせて現れた図形である。やはり、自然界の造形物を思わせる形状となっている。

17　人体から発する光を測定し、診断に応用する

④GDV診断法

開発したのはロシアのコンスタンチン・コロトコフ博士（サントペテルブルグ大学）。博士は情報技術・機械光学の権威。生物の表面の皮膚細胞に電磁界を作用させる。すると、細胞組織から「光子」（フォトン）が誘発され発光する（生体発光）。

この発光現象のプロセスは、電気物理学ではよく知られる現象で、〝光電子放出〟〝気体放電現象〟などと呼ばれる。

生体表面も発光することは、オーラやキルリアン写真などで証明されている。

コロトコフ博士は、この発光現象を、病気診断に応用したのだ。

博士は、この生体発光は、生理的、心理的に心身の状態に応じて、発光量や明るさが変化することに着目した。そこで、患者の生体発光を時系列で測定し、症状ごとの発光パターンを記録し、コンピュータでデジタル・データ処理した。

測定された生体発光は、光の面積、強度、密度、フラクタルなどに計算処理されている。様々な実験結果が集約され、診断用の専用ソフトも開発されている。

それを応用して、様々な診断、治療に適用できる。これは、最先端の〝光療法〟といえる。

18　太陽の可視光線は生命波動の基礎である

⑤光線療法

●可視光線の波動と身体が共鳴？

波動療法の変形として、「光線療法」があります。

可視光線も電磁波の一種です。つまり、波動エネルギーを持っている。だから、波動医療に応用できるのは、当然です。光線療法の権威、黒田保次郎氏は、こう断言する。

「……地上のすべての生物の起源と、生物の維持には、直接、間接、太陽の光線が関係していることを否定する人はいない」（『可視総合光線療法』㈶光線研究所）

黒田氏は、人体の内臓の色に着目した。それは発生において、可視光線の波長（周波数）が関与した、と考察したのだ。

「……地球上の生物（植物）は、身体の内外に色を付けて、空間の可視光線中から、自己の生活に不要な波長の光線を反射除外して、必要な波長の光線と近赤外線（温熱）とを総合した光線（可視総合光線）をエネルギーとして、日常生活に資することを発見した」（同）

手元の『可視総合光線療法』は、630ページ余りの大著。そこには、光線療法による治癒例が数多く記載されている。

「本書は各種の疾患について、発病から『可視総合光線』の照射治療による治癒までの詳細な実

例を多数掲げ、だれにも安全に追試しうる方法を記してある」（黒田氏）

個々の色彩と精神（心理）はリンクすることは、よく知られている（色彩心理学）。

同様に、身体（臓器）もリンクしている、と考えるのが自然だろう。臓器は各々固有周波数を持っており、それが、光線波動とチューニング（波形同調）して共鳴、治癒するのだろう、と思える。

19　身体のより深部を波動刺激する

⑥テラヘルツ療法

●1秒間に兆単位のミクロ振動で治す

テラヘルツとは、一秒間に一テラ回（兆回）以上振動する波のことである。

波長で分類すると「超赤外線」「遠赤外線」「可視光線」が、それに相当する。

このテラヘルツ波の振動を病気やケガの患部に当てると、目覚ましい治癒効果が上がることが確認されている。

すでに、医療現場でも、テラヘルツ療法は、導入されている。

それは、遠赤外線、可視光線などと違い、身体のより深部まで到達することが特徴である。

そこで、病気の原因となった細胞や組織は活性化され、治癒していく。

具体的には「元気な時の細胞に再生・修復する働きがある」「老化して衰退した細胞を、活性化させる」。

さらに⑴活性酸素（フリーラジカル）、⑵不要代謝物（体毒）を除去する。

活性酸素と老廃物（体毒）が、万病の二大原因であることは、もはや医学常識だ。

ただし、テラヘルツ波が、どのようなメカニズムで、ガンなど難病治療に効果を上げるのかは完全に解明されているわけではない。

しかし、臨床現場で、めざましい治療効果を上げている。それも事実だ。

●チューニングで波形同調

「テラヘルツ」療法は、後述の「ＡＷＧ」療法と相通じるように思える。テラヘルツは、ＡＷＧが用いる低周波より、はるかに振動数は多い。

しかし「身体には生体〝チューニング〟機能が備わっている」（ベッカー博士）

ラジオＡＭ電波とＦＭ電波を比較すると、わかりやすい。

ＡＭは音波の波形で電波を送る。ＦＭは、周波数が遥かに多いが、その振幅波形は、アナログＡＭ電波と同じだ。だからＦＭラジオも、原音を再生することができる。

これをチューニング（変調）という。

よくラジオでチューナーという。あの装置が、それである。

だから、テラヘルツ療法は、「ＡＷＧ」療法と同じく、固有臓器の周波数を修復・調整していると、考えられる。

20　脊髄から命の響きを聴く「音響免疫療法」

⑦音響免疫療法

●〝羊水の響き〟効果で奇跡の治癒

生まれて初めての体験であった。

安楽ソファにゆったりくつろいでいる。目の前に巨大液晶画面。

「では、音楽と映像を流します」の声。

突然、背骨の中から男性コーラスが鳴り響く。驚いた。体の中から歌声が沸き上がる。目の前、画面にはギリシャ調の建物。数人のコーラス・グループが高らかに歌っている。テノールが、体の芯の脊髄に鳴り響く。これは、耳で聴いている音ではない。はっきり、わかる。これは、脊髄が大音量の音に振動しているのだ……。

これまでのオーディオ体験とは、まったく異なる「音響体験」であった。

なるほど、脊髄で音を聴く……という言葉が納得できる。

つまり、一見、映像エンターティメントに見えながら、実は、脊髄中枢を振動マッサージする医療機器なのだ。

「どうです？　いかがでしたか」

目の前でニッコリほほ笑む。西堀貞夫博士。76歳。ここは、都内五反田の研究室。

写真40　■脊髄が“命の響き”に震える音響免疫療法チェア

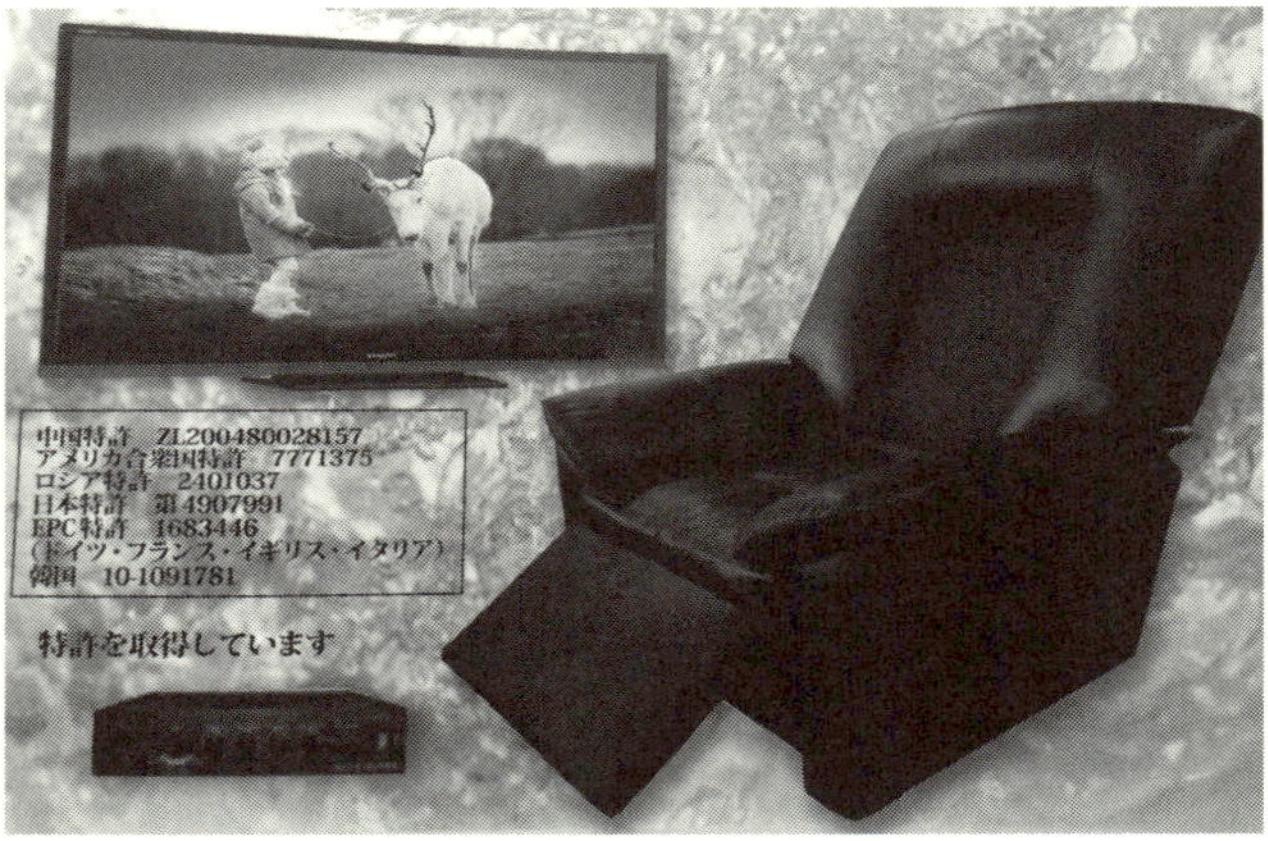
中国特許　ZL200480028157
アメリカ合衆国特許　7771375
ロシア特許　2401037
日本特許　第4907991
EPC特許　1683446
(ドイツ・フランス・イギリス・イタリア)
韓国　10-1091781
特許を取得しています

（出典：『音響免疫療法』解説パンフレットより）

彼は、日本が世界に誇る発明家である。私が深々と身を静める音響チェアも博士の発明の1つだ。

この発明は、耳からではなく、背骨に直接、音響を入れる。「映像再生装置」と椅子の「波動発生装置」はリンクしている。そして、脊髄を振動させる。まさに、ダイナミックな波動療法だ（**写真40**）。

博士は、これを「音響免疫療法」と名付けている。

●羊水の響きを再現して伝える

西堀博士は、東大医学部を経て、ハーバード大医学部を卒業という天才的頭脳の持ち主だ。

その発明も極めて多岐にわたる。「光触媒による空気浄化」「透水性フィルム」「衝撃吸収材」「人工木材」「植物による水質浄化法」……などなど。

これら発明により環境大臣賞などを受賞している。

この「音響免疫療法」は、その驚異の効果に、アメリカ政府、中国政府が注目している。

開発も両国政府の協力により完成させた、という。

まず西堀博士が着目したのは、母親の羊水で育つ胎児である。

その羊水の響き（周波数）に、生命の根源的な力を見出だしたのである。

「……胎児は体内の羊水の脊髄の響きで育ちます。羊水の中で『胚子の魚』『両性類』『爬虫類』『原始哺乳類』……赤ちゃんの誕生まで、35億年の生物進化で胎児となります。〝魚類〟の時代は脊髄の感覚器官で聴いていました。『音響免疫療法』で脊髄の響きが興奮するのは、このためです。母親は36℃台の体温ですが、妊娠中、母親は羊水の波動エネルギーを胎児に伝えています。それは『胎児を38℃に温め』『尿で汚れた羊水を浄化』『水分80％の細胞』を育てます」（西堀博士）

「音響免疫療法」は、この〝羊水の響き〟を再現したものです。

博士は、羊水の中に出現する〝胎光〟という不可思議で神秘的な現象に着目している（**写真18前出**）。まさに、生命の「魂の光」……。もっとも理想的な生命波動が生み出す〝光〟なのである。

胎児の脊髄から入り、生命を震わせた波動は、まず体温を上げ、生命力を活性化させ、免疫力を上げる。

「音響免疫療法」は、椅子に座って脊髄から、その音の響きを受け入れる。すると……

「身体を温める脊髄の響きは、自己免疫力を高めます。〝羊水の響き〟は、西洋医学を超えた自然療法です」（同）

●血行改善、若返り、認知症予防

博士は、生命の体内波動を、胎児の理想波動に近づけることを考えた。

そうすれば「病気や老化も防げる」……。

「……ヒトの50歳の細胞の水分は50％に減少しています。しみ、シワが多く、老化した体質になります。〝羊水の響き〟は、身体を38℃に温め、70兆個の体内細胞をもう一度、赤ちゃん細胞（水分80％）に近づけ、若返らせます。さらに血球も白血球90日、赤血球は120日と若返ります。リンパ球、脳細胞、骨芽細胞も新生します」（西堀博士）

音響療法による生命活性化で、若返り効果も確認されているのだ。

「……糖尿病、高血圧でドロドロに汚れた血液を、〝羊水の響き〟のマッサージは、即効的に温め、水分子を変え、サラサラにし、血液をよくします」（同）

それは、まさに音波振動によるミクロのマッサージ効果。さらに、血行促進効果もある。

「……音響は血管内皮を震わせ、毛細血管を若返らせます。この毛細血管の活性化は『臓器』『目』の機能を高めます。さらに脳血液、脳細胞を温める響きは、脳への血流を高め、うつ病、アルツハイマーを吹き飛ばします」（同）。

「これは、究極の自然療法です！」

昴奮するのは、菅野喜敬医師（セント・クリニック院長）。

彼はファスティング（少食・断食）療法など、日本の自然療法の草分け。

「……病人は、全員、低体温です。これは、体幹の脊髄に音響を入れることで、『音』の力で体温を上げ、自己治癒力を高めます。体温を上げると免疫力は、必ず活性化します。この療法は、ソファで映画を見ているうちに、それが出来てしまう！」（菅野医師）

●脊髄急所で聴く「映像シアター」

西堀博士はこの音響療法を、治療器具ではなく娯楽器具として、提案している。

ここが、じつにユニーク。私が体感したソファも医療機器ではない。

音楽・映画・テレビを観る「映像音響システム」――つまり「映像ホームシアター」として、提案、販売している。

博士は、笑いながら言う。

「これからは、映画を観ながら病気を治す時代がきますよ」

つまり、「体調が悪ければ、病院に行かずに、映画館に行く！」。

じつは、博士の治療椅子で体感する映像・音響ソフトは市販ＤＶＤ。市販の映画や音楽ＤＶＤが、「椅子で体感し、楽しんでいる」いるうちに、脊髄を震わせて、治療効果を上げるのだ。

「脊髄の急所で聴く」とは「根源の生命波動」を「脊髄に与える」ということなのだ。

博士は、この装置を「映像ホームシアター」として販売している。それは医療効果をうたうと薬事法違反となり、さらに難しい手続き……つまり、妨害……が待っている。

そこで表向きは〝娯楽機器〟と割り切って販売しているのだ。

しかし、中国政府から、数百台単位で注目が来ている、という。中国は東洋医学の祖国。政権上層部は、とっくの昔に、現代の西洋医学に失望し、見放している。それは、医療マフィアのロックフェラー一族が、絶対クスリを飲まない。医者を近付けないと同じだ。

その音響装置は1台300万円と、けっして安くはない。

しかし、中国やアメリカ富裕層からの引き合いが絶えない。

その大迫力の音響体感から、従来オーディオ・マニアだった人からも注文が殺到しそうだ。

マニアは音響機器に数百万単位のカネを投じる。そんなマニアにとっても、〝体の芯〟で聴くオーディオ体感は垂涎《すいぜん》ものではないだろうか。

21　音振動で病気を癒し、生命を活性化

⑧音叉療法

●周波数が生命の〝母〟である

増川いづみ博士（工学）は、水の本質の研究などで世界的に知られる。

博士は、さらに「音叉療法」という新たな音響療法を実践している。

これも、明らかに「波動療法」の一種である。

博士が「波動は生命エネルギーの根幹」と確信を深めた実験がある。音叉を水面に当てて固有周波数を与えると、水面に現れる波形が周波数によって、まったく異なる図形が現われる！

それも、驚くべきことに、自然界に存在する生命体（植物、動物）の外観にそっくりなのだ。

博士は、音の特定周波数が動植物の形態決定に大きな役割を果たしていることを確信した。

はやくいえば多様な周波数が多様な生命を生み出している。周波数が生命の〝母〟なのだ。

体内の組織、器官も同じ。だから、その周波数を「調整」すれば病気は治る……。

「エドガー・ケーシーも、かつて『音は未来の医療になる』と言い残しています」（増川博士）。

ケーシー（1877〜1845）は、予言者・心霊研究家として余りに有名。一種の超能力者でもあった。その予言は、見事に的中しています。

●音叉の音色が体に染み入る

ここで、博士が用いるのは音叉だ（**写真41**）。電場、磁場の周波数も、医療効果がある。

同様に、音場という音響振動でも、やはり治療効果がある。

私も山梨、小淵沢で博士による音叉療法を体験した。ちなみに、由緒ある博士の実家は、豪壮な日本家屋であった。博士は、目の前に数多くの音叉を並べる。

それぞれ、振動数が銘記されている。それは、ここの臓器に対応するのだ。

まず、音叉を打って鳴らす。心地好い音の音色が、屋内に響き渡る。

それを、音叉の付け根を患部に当てる。私はまず頭頂部に当ててもらった。

写真41　■「音叉療法」は各器官の固有周波数で使い分ける

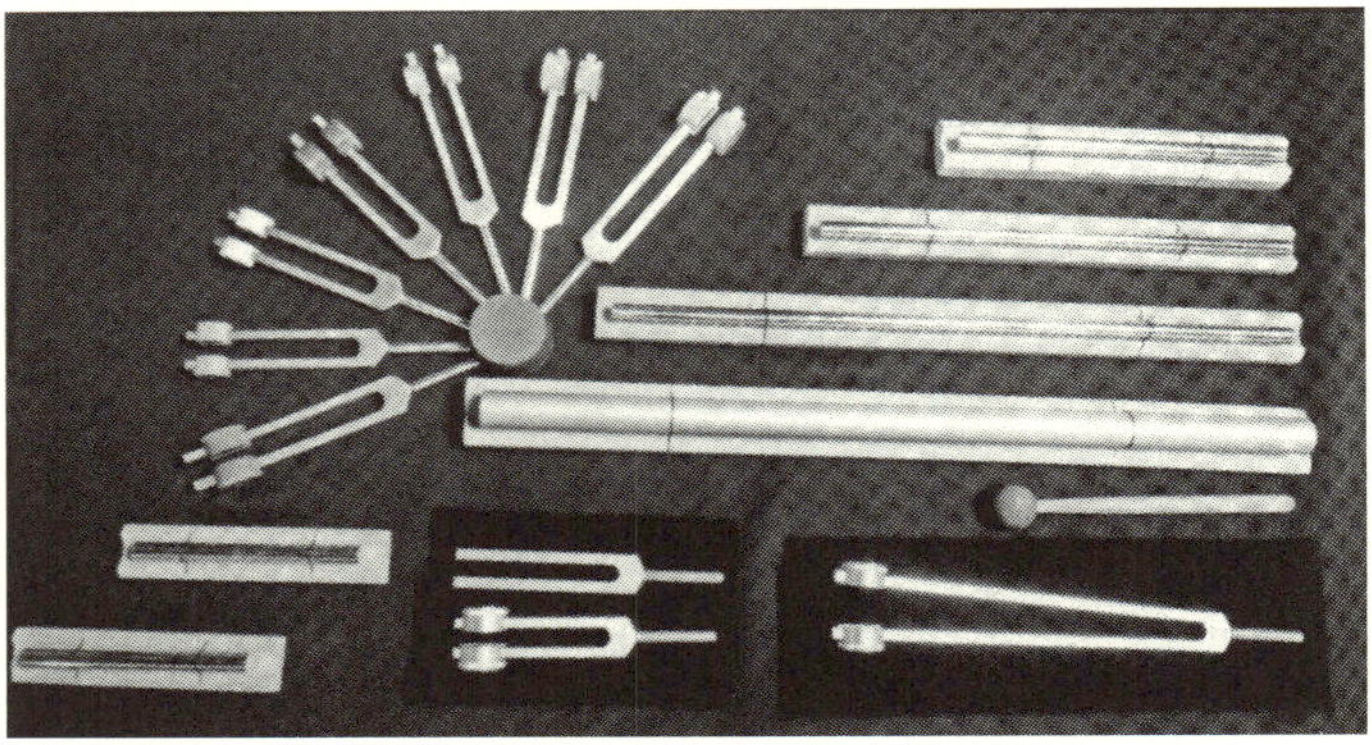

（出典：増川いづみ博士ブログより）

音が頭のてっぺんから染み入って来る。

少し二日酔い気味だったのが、スッキリしてくる。

「顔色がずっとよくなってきましたね」と周囲も驚く。

音叉の音はそれぞれ、本当に心地好く体に染み入っていくのが、よく判る。

痛くも、痒くも、怖くもない。こんな〝治療〟なら、毎日でも、受けたいくらいだ。

●周波数の根源は宇宙から

博士によれば、これら生命周波数の根源は、宇宙にある、という。

増川：月の波動を仙骨に使用すると、仙骨調整ができるのです。もちろん、内臓1つひとつに波動があって、そこからズレるから具合が悪いのです。

船瀬：身体はミクロ・コスモス（小宇宙）といいますね。

増川：完全に宇宙が人間の身体に全部ある。たとえば眉間の「チャクラ」は、ビーナス（金星）の波動とつながっています。だから、金星の波動を入れることで活性化されます。ビーナス波動だけだと、優しすぎるので、火星の波動と一緒に入れると、かなり強く活性化します。

船瀬：天体の波動と、人間の身体がリンクしているって、面白い。そういえば、女性の生理などは、月に1回、月の周期とリンクしている。

増川：リンクというより、私たちのＤＮＡが、向うから来ている。身体の成分も、コスミック・ダストと成分がほとんど変わらないのです。

船瀬：向こうから来ているから、宇宙に反応するのもあたりまえ（笑）。

増川：宇宙にあるすべてのパーティクル（部材）１つひとつの粒子が私たち体にあるので、どこの放射線にいちばん影響を受けているかによって、臓器の周波数が違うのです。

船瀬：人体が宇宙とつながる！　壮大な話だ。

増川：心臓は地球で、チャクラは、だいたい水星とか、金星、火星、太陽、月の影響が高い。臓器は、どこかの星から少しずれた周波数か、小惑星の周波数です。いろんな要素が入っているからですね。

（『大崩壊渦巻く「今ここ日本」で慧眼をもって生きる！』ヒカルランドより）

●魔の４４０ヘルツ、愛の５２８ヘルツ

増川博士も、〝闇の勢力〟による周波数による支配を告発する。

「……まず、私たちが、国際標準音の440ヘルツで〝洗脳〟されているからダメなのです。これは、1908年に制定された、脳を萎縮させる波動で、奴隷化しやすい音律です。この陰謀は、ロスチャイルドがロックフェラーに命じてやらせた。この440ヘルツを聴き続けていると、思考力が落ちて、脳が萎縮して、麻痺していきます。あのビートルズは、440ヘルツで曲を創っていました。しかし、ジョン・レノンはそれに気づいて、晩年は432ヘルツを使っています。この音ですね。（音叉を叩く）」

実に、気持ちよい音色だ。うっとりする。まさに、天使の調べ……。

「……528ヘルツが、人間、ほんらい持っている愛の波動を高めます。DNAを修復（リペア）する力を高める音なのです。これがすごく心地いいのです。（音叉を叩く）」

なんとも、澄み切った気持ちになる音色だ。仏壇で叩くリンの音に似ている。

宗教で用いる音や音楽の周波数は、じつに深い意味が秘められていたのだ。

増川博士が普及に勤めている音叉療法は、その〝魂の響き〟を取り戻してくれるのだ。

この音叉を鳴らすと、まず、疲れがウソのように消えていく。

疲労回復、ストレス解消に、おすすめしたい。

22　身体全体を揺すぶる迫力満点のオーディオ体験

⑨オーディオ波動体験
●体で感じるバイブレーション

「ぜひ、体験して下さい」

山田豊文氏（杏林予防医学研究所代表）は、熱心に勧めてくれた。

京都の閑静な住宅地。ご自宅を訪問する。こちらです、と案内されたオーディオルーム。８畳くらいの完全防音の部屋。前面に高さ２メートルはあろうかと思える超巨大スピーカー２台。

「英国製です。『タンノイ』の一番大きい奴」と笑う。

それだけで仰天してしまった。とにかく、ン百万は確実にする世界最高レベルのオーディオ・セット。「それより、これを見てください」と、プレーヤーを示す。

「ＬＰレコードです。ＣＤじゃ、ダメなんです。音をカットしてますからね」

デジタル音のＣＤは、クリアだけど自然音ではない。さらに、高周波をカットしている。

「大事なのは、音の振動なのです。では、聴いてください」

巨大スピーカーから、大音量で流れて来たのは、なんとハリー・ベラフォンテの『バナナ・ボート』。大好きな唄だが、これまで聴いたものと、迫力が段違い。音の波動がビンビンと肌に伝わって来る。まさに、身体表面で、音楽というより、音の振動を体感している。

●振動で体温、免疫が上がる

「……その振動が大切なんです。それが、全身の細胞に波動エネルギーを与える。体温が上がって、免疫力が上がる。病気なんか、治ってしまいますよ」

本当に冗談ぬきで、身体中が振動し、体温が上がってくる。

これは、西堀博士の「音響免疫療法」に通じる体感だ。

山田さんも、明快にいう。

「……西堀さんのやっていることは正しい。身体に音で波動エネルギーを入れること、本当に大切です」

やはり、ここでも波動である。ドイツ波動医学から西原博士の波動免疫、増川博士の音叉療法……すべての新医学が、波動医学に集約している。

私は、未来を救う新しい医学は、波動医学であることの確信を深めた。

その後、山田さんから、電話があった。

「……この間、見ていただいた物とは、比べ物にならないほどの音響施設を創りました。凄いですよ。ぜひ、京都に体感に来てください！」

恐らく、身体全身の細胞を震わせるであろう、その音響体験が待ち遠しい……。

23　超音波波動で骨量は再生、増大する

⑩超音波療法

●ベッカムも治った！

波動療法は、すでに使われている。その一例が超音波治療だ。

それは、骨折治療に目ざましい効果を上げている。ディビッド・ベッカム選手や大リーグ時代の松井秀喜選手が超音波による骨折治療を受けて注目された。この治療は、骨折個所に特殊超音波を当てる。それだけで従来の治療にくらべ４割も早く治る、という。

この超音波治療が歯科分野でも注目されている。高齢者でインプラント治療を希望しても「支える歯槽骨の量が少ない」と断られるケースも多い。

ところが、超音波を照射すると「骨が増殖する」というのだ。

以前から専門家の間では「骨に電気を流すと代謝が活発になる」と知られていた。

これこそ、ベッカー博士が発見・開発した電気療法そのものである。

ところが骨に超音波を当てると、やはり骨に電気が流れる。そして、その電流により骨が増量していくことが判明した。こうして開発されたのが超音波治療である。施術しているのは、八重洲歯科クリニック（自由診療歯科：木村陽介院長）

ある患者A子さん（48歳）は、１回当たり15～20分間の超音波治療を12回受けることで歯槽骨

の骨硬化症が、3カ月後にインプラント治療できるまでに改善した。

予定どおりインプラントを入れ、10年経過した現在も、せんべいをバリバリ噛めるほど、と言う。

●波動で骨量が3・7倍も増大

超音波で骨が成長・増量する。

これは、まさに波動医学の原理そのもの……。すでに治療現場にも導入されている！

専門医は「超音波を当てると、数倍早く新しい骨になる」と断言する。

その周波数についての研究も進んでいる。各々周波数と新しく生まれる骨量（新生骨組織形成量）を比較すると――
▼1・0メガヘルツ（MHz）：約1・7倍。
▼3・0メガヘルツ：約3・7倍……も骨量が増えている。
（朝日大学歯学部口腔機能修復学講座、塚本忠保氏、論文より）

これは3・0メガヘルツが、骨再生を促す最適周波数であることを示唆している。

「動物実験で超音波治療の群は、人工歯根と骨との接触面積や引き抜き試験での強さが、2～3倍上回る」という。専門家は「超音波治療を併用すれば、歯周病やインプラント治療の成功率は格段に上がる」と強調する。しかし、ほとんどの歯科医は、まったくこの事実を知らない。この超音波治療は、1回5000円。現在、保険はまったく利かない。

こういう新医療こそ、真っ先に保険適用されるべきだ（『日刊ゲンダイ』２０１６年12月16日参照）。

24　インプラントに替わる天然素材の人工歯根

●人工歯根に歯根膜が再生した！

「実は、歯の象牙質など組織には噛む物理刺激で電流が発生し、その電流が歯根膜の形成成長を促すのです」

ニッコリ説明するのは歯科医、西原克成氏。彼はインプラントに変わる人工歯根治療の日本での第一人者。「金属より骨に親和性のあるアパタイト人工歯根を埋め込みます」。

歯根膜は、歯のクッションの役割をしている。それは、抜歯すると再生不能と言われてきた。ところが「人工歯根も、噛む刺激が電流を生み、その刺激が歯根膜を新生させる」という。鉱物に物理刺激を与えると電流が流れる（ピアゾ効果）。

写真42　■人工歯根、噛む圧で電流発生し歯根膜が形成される

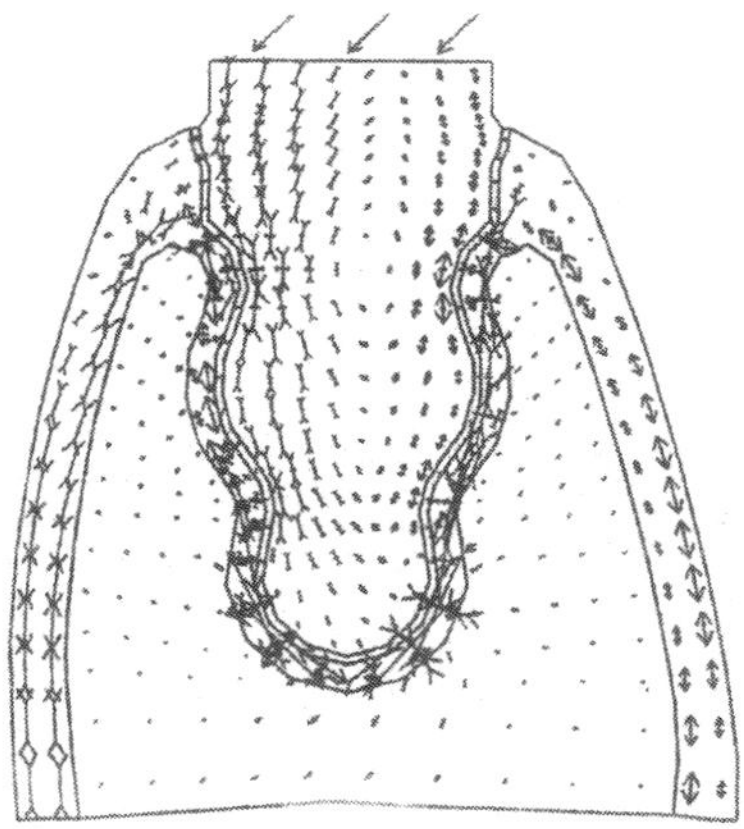

（出典：西原克成氏、論文より）

歯質は、鉱物に近い。よって、同じ効果が発生する。その電流波動が歯根膜を再生するのだ。ここにも、波動医学が生きている。

この、より自然歯に近い人工歯根で治療行なっているのは日本で西原氏だけという。驚いて理由をたずねると「まあ……世界的にインプラントは巨大利権ですから……」と、笑顔で多くは語らない。「その利権の頂点には、ロックフェラーに行き着くんですナ」と笑う。ここでも、またもや……。溜め息しか出ない。だから、陰に陽に、自然に近い「人工歯根」には圧力がかけられてきて、国内で施術しているのは、西原氏だけになってしまった……。しかし、素人が考えても、金属ネジを顎に埋め込むインプラントより、こちらの人工歯根の方が、理に適っている。金属歯根は、やはり不自然だ。「人工歯根」の初期論文を見ても患者の満足度は94％。臨床現場でも、その効果は立証されているのだ。

患者がインプラント、人工歯根どちらかを選択できる。それこそ公正な社会だ、と思う。

●生命現象はエネルギーの渦

ちなみに、西原氏は病理研究者としても有名で著書も多い。

彼は、細胞内でエネルギーを生み出す〝生命体〟ミトコンドリア研究の権威。それと波動の関連が面白い。

「……親族である親子、兄弟は、おたがい細胞内のミトコンドリアが〝共鳴〟しつつ生きている存在です。親しい者の死は、その〝共鳴〟対象の喪失を意味します。それは、残った物の生命活

動に大きく影響を及します」（『患者革命』ＫＫロングセラーズ）

西原氏は、同書で「狂った医療から抜け出せ！」と訴えています。彼も、我々の同志なのです。また、生命エネルギーについて、以下のように考察しています。

「生命現象は、エネルギーの渦のようなものとして存在している」「……エネルギーの渦が巡らなければ、生命の渦も巡らない」「エネルギーの渦は、肉体を離れて存在することも不可能ではないとも考えられますが、それ以上のことは、確かなことはいえません」（『究極の免疫力』講談社インターナショナル）

生命エネルギーは渦である――これは千島・森下学説の両博士の考えと符合します。

●現代医学にはエネルギー論がない

西原氏は現代医学の最大欠陥は「エネルギーを無視したこと」と批判する。

「……じっさい、エネルギーの面から病気を研究した医学者は、20世紀には皆無」「病気の多くは器官の機能（働き）の変調によってもたらされますが、機能はエネルギーによって、支えられています」「医学と生命科学に、早急にエネルギーの視点を導入しなければならないのが、今の医学の根源的かつ切迫した課題です」（『究極の免疫力』前出）

彼は、波動治療器ＡＷＧ（後述）の開発秘話にも触れている。

「……装置の開発には、フォート・デトリックの米陸軍伝染病研究所が補助金を出しており、米医師会も深く関わっていました。『余りにも有効なデバイス（装置）だ！』と、米国では、医師会のしかるべきヒトが小指をちょっと動かすのだそうです。それだけで、軍の補助金は、打ち切られてしまいました。この装置の開発者たちが、なおも研究を続けようものならば、その研究者らは、一両日中に自動車事故にあって、御陀仏になるのだそうです」（同書）

西原氏は、空恐ろしいことをアッサリ書いている。それにしても、AWG抹殺に、米軍や米医師会まで動いていた、とは……。

波動医学に携わった人々が、悲惨な末路をたどったり、弾圧の憂き目にあってきたのも、つまりは医療マフィアを脅かすだけの、目覚ましい医学理論だったからだ。

私たちは恐れることなく、怯むことなく、この医学を推し進めていかなければならない。

⑪ミトコンドリア共鳴診断法

●細胞内感染症を突き止める唯一の方法

西原博士は「細胞内感染」に警鐘を鳴らし続けている。

「細胞のなかに細菌が入り込む感染症は、これまでは、ほとんど知られていなかった。血液検査は、細胞内の感染には無力です。一切わからないから、細胞内感染症によって発症する難治性疾患は、何がなんだかわからなくなってしまったのです」（『生命記憶を探る旅』河出書房新社）

そこで、西原博士は、量子物理学の最先端理論「量子もつれ」と「電子スピン共鳴」を活用して、「ニューロン・ミトコンドリア共鳴診断法」を開発している。

この診断法に基づいて「有効な抗菌物質・抗生物質・抗ウィルス剤……などを探し出して、その適量を投与すると、ミトコンドリアのDNAポリメラーゼの障害が回復、変異して荒廃していたミトコンドリアが元どおりに回復し、その結果、細胞機能を回復して病気が治ってしまいます」（西原博士）

●利権を握る「機械論者」の反撃

これら、波動ブームや波動医学は、一般的にはいまだ怪しげな理論とみられている。

その理由の1つは、まず「氣」エネルギーという概念で判るように、現代科学で解明不能な側面がいまだ存在するからだ。

つまり――

(1)既成の化学・物理学的な範疇を超えている。
(2)測定不能なほど超微弱な波動の作用による。
(3)操作者（オペレーター）の能力感情で左右。
(4)第六感といわれる未知なる感覚が反応する。
(5)安く安全で有効なので、既成利権を脅かす。

現代医学の利権をいまだ支配する勢力は、全員があのウイルヒョウが主張した「機械論」者である。彼らは「物体である生命に、自然治癒力など存在しない」といまだ巧言する族《やから》なのだ。

それに対して、まさに波動医学は「生気論」の立場に立っている。
だから、そもそも議論はかみ合うわけがない。
しかし、「機械論」は、医療の大崩壊とともに、壊滅していくだろう。
それだけに、〝かれら〟の反撃、攻撃、中傷は、激しさを増すことが予想される。

第5章　黙殺、弾圧、暗殺……研究者を襲った医療マフィア

――真に病気を治す技術、医者は許さない！

1　地球は〝双頭の悪魔〟に支配されてきた

●医療を独占支配したロックフェラー

19世紀以来、世界の医療は、ある勢力に独占されてきた。

いったい、その〝勢力〟とは、なにものだ？

「……魔法の杖をひと振りして、医療を大幅に変え、独占体制を確立した魔法使いは、だれであろう？　それは他でもない、世界一の大富豪で、強欲な独占者ジョン・D・ロックフェラーである」（ユースタス・マリンズ著『医療殺戮』ともはつよし社　要約）

現代の地球は1％にハイジャックされている。

なぜなら、1％の富裕層が所有する富は、残り99％の合計資産を上回る。

現代の地球は、古代社会でもありえなかった最悪の超格差社会と成り果ててしまった。

なぜ、このように1％がほとんどの富を掌握できたのか？

それは、人類の歴史は一握りの秘密結社によって、闇から支配されてきたからだ。

その名はフリーメイソン。そして、その中枢を支配するのがイルミナティだ。

●地球を支配する2大ファミリー

さらにその上に君臨する2大ファミリー。それがロックフェラー、ロスチャイルド2大財閥だ。

ロックフェラー一族の資産総額は約１０００兆円といわれる。ロスチャイルドにいたっては、1京円という。まさに、天を仰ぐしかない。彼らこそが地球を裏から支配する〝双頭の悪魔〟だ。

その証拠に、世界の巨大企業は、ほとんどすべて、この二大財閥の傘下にある。

ちなみに、世界の通信社９割以上を〝かれら〟は所有している。さらに、大手新聞社、放送局も、〝かれら〟の所有物だ。だから、世界のメディアが、本当のことを流せるわけがない。

テレビや新聞が、真実を報道している……と、思っているなら、あなたは残念ながらサル以下の知性である。

ちなみに政治家も〝かれら〟は完全に掌握してきた。

つまり、オバマはイルミナティのベルボーイで、ヒラリーはウェイトレス。そう考えたら、わかりやすい。ところが、２０１７年、彼ら〝闇の勢力〟のいうことを聞かない暴れん坊が大統領に就任した。世界の天と地がひっくり反るほどの大番狂わせ……。

世界中のマスコミが、この金髪の下品な男を攻撃している。

ということは、彼はイルミナティではないだろう。

さて――。

いまだ、ＮＨＫなどのテレビ、日経などの新聞を信用しているあなた……。

それらが、真実を伝えていると、まさか信じてはいないだろう。

ＮＨＫのディレクターを長く勤めた私の先輩I氏は「あんなの嘘っぱちよ」と笑う。

日経新聞の記者M君は「本当のことは1行1字、書けません。言えません」と唇を噛んだ。

これが、あなたが信頼しているマスコミの正体なのです。

2　ただ戦慄……ライフ博士へ弾圧の冷酷非道

●鎮魂、レイモンド・ライフ博士

まさか……と、絶句しているあなた。

なら、あなたは新聞でレイモンド・ライフ博士の名前を1回でも目にしたことがあるか？

テレビで聞いたことがあるか？

いっさい、ないはずだ。〝闇の支配者〟が、博士の名を出すことをいっさい、禁じたからだ。

本書、第4章で、初めてその名を知ったはずだ。

末期ガン患者、治癒率１００％……。

その驚愕的な治療の成功のため、彼は称賛どころか、辛酸をなめつくすことになる。

私は、その後の博士の運命を記《しる》すのは辛い。惨《むご》い。胸が痛い。

……だから、市民グループ「ＴＨＩＮＫＥＲ」のブログを引用する。

●博士の治療法の独占権を要求

――悲劇の兆候は、まずライフ博士を買収することから、始まりました。１９３４年には、米国医師会の株式をすべて所有していたモーリス・フィッシュベイン氏が、弁護士を寄越して、ライフ博士の治療法の独占権を渡すよう要求しました。

しかし、ライフ博士は、それを断ったのです。

フィッシュベイン氏は、過去にも、ガンの「薬草治療」を開発したハリー・ホークシー博士を押さえ込むために、圧力をかけたことがあります。

フィッシュベイン氏は、強力な政治的影響力を行使して、16カ月の間に、ホークシー博士を125回も逮捕させたのです。

すべての罪状は、無免許での医療行為であり、裁判では訴追を免れましたが、このたび重なる嫌がらせのおかげで、ホークシーは精神的に追い詰められました。

フィッシュベイン氏は、アメリカ医学協会の会長であり、アメリカ医学協会誌の主任研究員でもありながら、生涯一度も患者を診たことがありませんでした。

彼は、命を救うことよりも、金銭と権力へのあくなき欲望に意欲を燃やす人物でした。

●製薬業界が最も恐れたこと……

フィッシュベイン氏は、ライフ博士に対して、同様の作戦を用いることは裏目に出ると考えたため、ライフ博士は、ホークシー博士のように、無免許の医療行為と称して逮捕されませんでした。

というのは、もし、そのように疑惑を捏造して、逮捕させて、裁判に持ち込んでも、ライフ博士と研究をともにしていた著名な医療関係者たちが博士を弁護する証言台に立つことになります。

そうなると、当然、弁護側は、１９３４年のパサデナ郡立病院での「ガン治癒率１００％」臨床試験を持ち出してきます。

医薬品業界が、一番恐れているのは、この痛みも費用もかからずに、**――末期ガンを100%完治させてしまう治療法の存在が明るみに出ること――**なのです。

それに付け加え、ライフ博士は長年の研究内容の全てを、詳細にわたって、フィルムや写真に収めています。これ以上の明確な証拠はありません。

3　資料を盗まれ、顕微鏡は破壊、研究所に放火

●50年の研究は消え失せた

だから、まったく別の方法で潰されたのです。

まず、ライフ博士の研究所からフィルムや写真や研究書類の多くが盗まれました。

しかし、容疑者が逮捕されることは、ありませんでした。

そして、ライフ博士の研究を立証するため、何億円もかけて設立されたニュージャージーのバーネット研究所が放火されたのです。

これによって、ライフ博士も窮地に立たされました。

というのは、コンピュータがなかった時代に、これらデータを復元することは、大変なことだからです。

さらに、ライフ博士の重要な顕微鏡は何者かによって破壊され、5682もの部品が盗まれま

した。

そして――。最後にとどめを刺したのは、警察による令状なしの捜索と、違法な没収です。

これにより、50年にわたるライフ博士の研究の名残も、すべて処分されてしまったのです。

●支援会社は倒産に追い込まれた

１９３９年には、製薬産業を牛耳る一族（ロックフェラー一族）の代理人は、元ビームレイ・コーポレイション社員Ｆを援助して（そそのかして）、同社で長年、ライフ博士のパートナーを勤めた人物を相手どって根拠のない訴訟を起こさせました。

ビームレイ社は、博士の治療器を製造していた唯一の会社でした。（訴えた）Ｆは、敗訴しましたが、この訴訟を起こすことによって、ビームレイ社に莫大な訴訟費用の負担をかけ、倒産に追い込んだのです。

当時、世界恐慌の時代のさなか、この会社が倒産することは、ライフ博士の治療器が商業的に生産される道が、永遠に閉ざされてしまうことを意味していたのです。

●口を閉ざす共同研究者たち

同時に、ライフ博士を擁護していた医者たちもすべて、研究費の支給が打ち切られ、職場を追われることになりました。

一方、ライフ博士の治療法について知りながらも、それについて口を固く閉ざした者には、多大な資金援助があてがわれました。

博士の研究所を抹殺するには、いっさい、お金に糸目をつけなかったのです。

なぜかといえば、日本を例にとると、ガンの先進医療に対し、1人当たり平均して、約300万円（自己負担額）も費用がかかります。つまり、膨大な利益を生む一大産業なのです。

このような事情から、当時、ライフ博士と、ガン・ウィルスの研究を共にしたノースウェスタン・メディカル・スクール理事長のA・ケンダル博士などは、当時では破格の2500万円もの恩給を受け取り、さっさと引退して、メキシコに引っ越してしまった。

また、別の高名な医学博士で、ライフ博士と共同研究したにもかかわらず、口を固く閉ざしたJ・ドック博士なども莫大な恩給を受け取り、米国医師会から、最高の栄誉ある地位を授与されています。

関係者のすべてが、アメとムチで釣られていく中で、クーチェ博士とM・ジョンソン博士だけは、ライフ博士の研究を続行することを断念し、もとの処方薬を用いた（薬物療法）の医療の世界に戻ってきました。

●一切の掲載、報道は禁止された

また、製薬企業からの資金で出版され、米国医師会によって牛耳られている医学雑誌は、ライフ博士の治療について、どんな形であれ、掲載することを禁じていました。

そのため、医学生は大学で勉強中も、就職後も、ライフ博士の医学上の大発見について、全く知る機会もないのです。

ライフ博士が生きた時代は、まさに文明が急速に進化していった時です。

馬から自動車、そして、飛行機へと、ライフ博士は、１９０５年にアメリカ人の24人がガンにかかっていた時代から、亡くなる１９７１年には、それが３人に１人の割合まで急速に増えていく様をみつめていたのです。

4　酒と精神安定剤の過剰摂取で死亡……享年83歳

●超猛毒抗ガン剤で莫大な利益

ライフ博士は、また以下の様子もすべて知っていました。

米国ガン協会やソーク・ファンデーションなど、その他多くの医療組織が、彼がサンディエゴの研究所で、とうの昔に、すでに解決してしまった〝病気〟の治療のために、数百億円もの資金を調達し、その後、急速に大成長をとげていったことも……。

ある時期には、17万６５００種類ものガン治療薬が医薬品として認可されるため、検査を受けていたこともあります。

これらの中には、……わずか０・17％でも好ましい結果が得られただけで、医薬品として認可されたものもあります。

また、致死率が14～17％もあるもので、認可されたものもあるのです。

この結果、ガンでなく、医薬品によって死亡したケースでも、診断書には「完了」とか「部分的緩和」とか書かれます。なぜなら、患者は実際はガンで死んだのではないからです。

事実、医学界におけるガン治療で重要となのは、患者がガンで亡くなる前に、薬（抗ガン剤）の副作用でガン細胞を〝殺して〟、それで〝ガンに勝った〟ことにしてしまうことなのです。

●アルコールに溺れた晩年……

結論――。

ライフ博士の生涯をかけた研究と大発見は破壊され、潰されただけでなく、おそらくは、ライフ博士とともに埋もれてしまったものと思われます。

ライフ博士の最後の3分の1の人生は、アルコールに溺れたものでありました。

無駄になった50年の研究生活から来る精神的な痛み、またすべてを鋭敏に知覚できる意識は、膨大な利益を手にする少数の既得権益者たちの傍らで、無為に苦しむ何百万もの人々を、酒の力なしで、忘れることはできなかったのでしょう。

1971年、ライフ博士は、バリウム（精神安定剤）とアルコールの過剰摂取により、帰らぬ人となりました。

……83歳でした。（以上、THINKER ブログより）

5　ロックフェラーに毒殺された食事療法の父

●食事改善で末期ガン患者を救う

ライフ博士に降りかかった悲運……。

彼の驚愕と絶望が、私の胸に突き刺さってくる。

かつては生真面目で研究熱心だった青年は、心の底から「自由・平等・博愛」のアメリカを信じていたはずだ。しかし、それは表向きの顔。じつは、悪魔に支配されていたのだ。

それでも、末期ガン患者を完治させた博士が生き長らえただけでも、奇跡というべきかもしれない。

やはり、末期のガン患者を完治させて、殺された悲劇の研究者もいるからだ。

その名は、マックス・ゲルソン。ガン食事療法を確立した功績で、世界的に有名だ。

その著『ガン食事療法全書』（今村光一訳　徳間書店）は、栄養療法のバイブルだ。

博士は世界で「食事療法の父」と今も尊敬されている。

彼は、その著で明快に述べている。

「私の治療に秘密なんて、もちろんない」

つまり、あたりまえのことをしているだけ。そう明言しているのだ。

医聖ヒポクラテスは「食事で治せない病気は、医者もこれを治せない」と述べている。

「食」という漢字は「人」を「良くする」と読める。まさに、食は生命・健康の原点なのだ。

●ガンは文明がもたらした退化病

「……肉体の全ての内臓、器官、組織の代謝には、調和がたもたれていなければならない。この調和こそは、生命の究極のミステリーであり、これが健康と命の調和という形で表現されているものである」「どんな場合でも、代謝の乱れが生じると、それが病気の始まりになる」（ゲルソン博士）

東洋医学では、万病の原因を体毒とする。それは、代謝の不良で、体内に溜まった毒素である。それは、誤った食と、誤った心が原因だ。

前者は偏食、過食、暴食であり、後者は苦悩、不安、悲嘆である。

ゲルソン博士は、食事の改善から、生命の改善を目指したのだ。

博士は、ガンは食事の乱れを最大原因とする全身の退化が原因という。

だから、ガンという一部のみを攻撃する薬物療法を、根底から否定している。

「……対症療法は、それぞれを土壌、植物、動物あるいは人間のいずれに適用した場合も、本質的には有害である。医療に適用される場合も同じである」

なんと、博士は農薬、化学肥料まで批判している。

「……それぞれの部分は大切である。しかし、究極的な秩序を持った全体は、もっと大切である」「栄養の観点から観察すると、『植物も動物も人間も、永遠の大自然のサイクルの一部でしか

ない』と気付き、自然なスタイルで生活している人にガンはない。この事実は、何世紀にもわたって明らかにされている」（同）

これは、東洋医学の思想そのものだ。さらに、博士は警告する。

「……これに反して、食事をますます大規模に近代化させてきた世界では、比較的短期間でガンを含めた退化病の犠牲になるようになった」（同）

●食事で結核患者１００％完治

「……最近の医学的観察で、ガンと無縁なことで一番有名なのは、フンザの人々である。彼らはヒマラヤで山中の斜面に住み、自分たちの土地でとれる自然な堆肥で育てた食べ物だけで生きている。外部からの食物は、ここではまったくタブーである」（同）

だから、ゲルソン博士の指導する食事療法も、彼らの食事に近付けたものである。

それは、一言でいえば徹底した菜食（ベジタリズム）。それも、完全菜食（ヴィーガン）に近い。博士は、まずこの自然な食事療法で、当時、不治の病といわれていた結核患者を、１００％完治させている。

これまで結核は、感染症というのが、世界の常識だった。しかし、じつは食原病だったのだ。

これには、医者も患者も、目からウロコではないか。

思い返してほしい。日本でも「結核患者は、いい栄養をとるのが一番」言われてきた。

だから、結核患者には、肉、牛肉、卵、砂糖などの〝いい栄養〟が積極的に与えられてきた。

じつは、これらが、結核を悪化させていた……のだ。

その悲劇の典型が、俳人、正岡子規だ。骨の結核といわれる脊椎カリエスで病床に伏せっていたが、医者のすすめるままに、三食これら〝いい栄養〟を腹いっぱい食べていた。

だから、カリエスは治るどころか急速に悪化して、彼は35歳で短い生涯を閉じた。

まさに、死期を早めた子規の食卓……。

●ガン治療成功！　そして不可解な死

閑話休題。つぎにゲルソン博士、その完全菜食の食事療法をガン患者に適応し、めざましい治癒効果を上げた。それも、当然である。ガンもまた結核と同じ血液の汚れから発生しているからだ。そして、ゲルソン博士は最後は、末期ガン患者のほとんどを食事療法で救ったのである。

すると、米国医師会が動きだした。

なんと、彼らは博士の医師免許剥奪を画策したのだ。政府も弾圧に動き始めた。

まさに、博士は、腹と背中に短刀を突き付けられたのだ。

しかし、博士はいっさいひるむことなく、食事療法でガン患者を救い続けた。

そして、博士は1959年、突然、不可解な死を遂げた。

私は、来日していた博士の孫、ハワード・ストラス氏と会う機会を得た（写真43）。

彼は、祖父ゲルソン博士の伝記『ゲルソン博士――絶望を癒す』を執筆していた（写真44）。

写真 43　■故ゲルソン博士の孫ハワード・ストラス氏と筆者

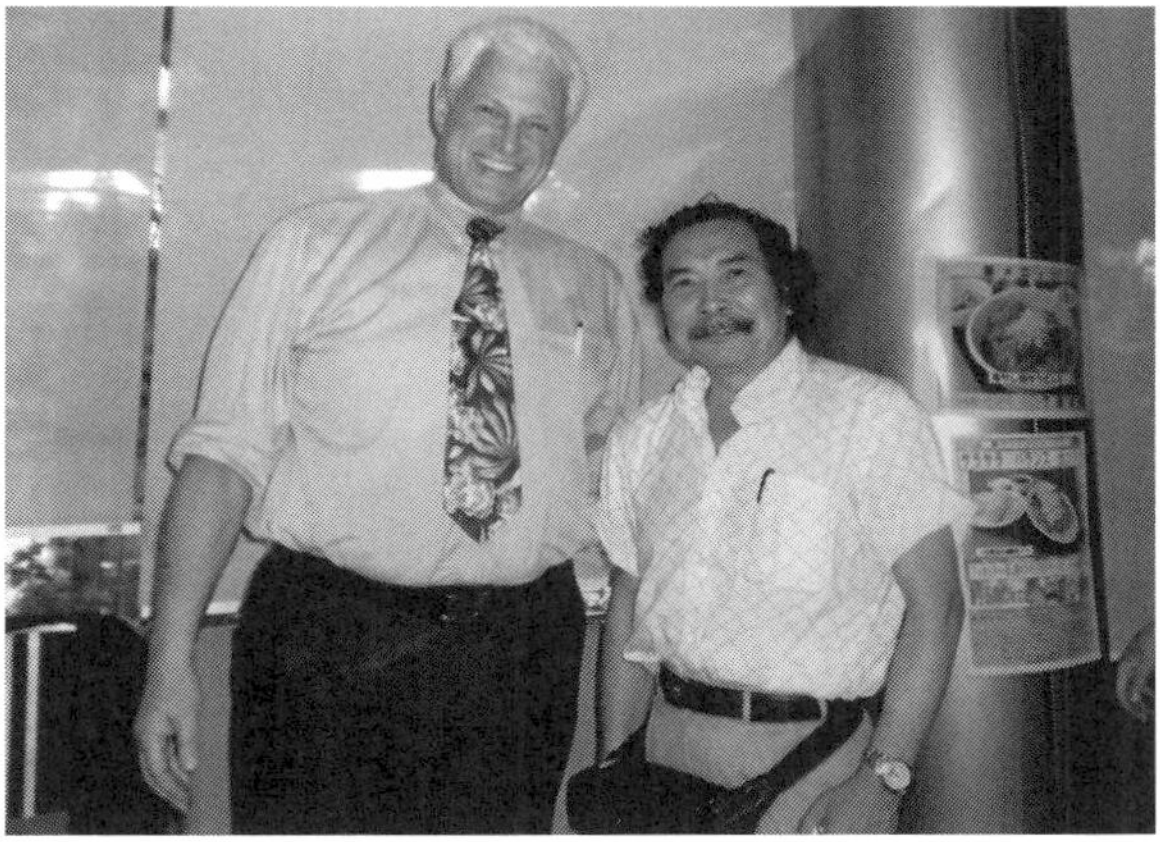

写真 44　■ストラス氏が著した敬愛に満ちたゲルソン博士伝記

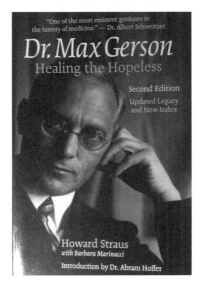

●ロックフェラーに暗殺された

そこで、彼にこうたずねた。

「あなたの祖父ゲルソン博士は、非常に元気だったのに、不可解な亡くなり方をしています。噂では〝暗殺〟された、とも言われています。それは、本当ですか？」

巨漢の彼は、淡々と答えた。表情も変えずに一言。

「その噂は、本当です。祖父は暗殺されたのです」

びっくりして「いったいだれに？」と訊くと。

「新しい女秘書が祖父のコーヒーに砒素を盛ったのです」

「しかし、だれかが彼女を雇って、殺させたのでしょう。それは、だれですか？」

「ロックフェラー・ファミリー・ファンド……」

表情も変えずに一言。その目には、深い悲しみが宿っていた。

6　20人の警察官が急襲、逮捕！　AWG弾圧事件

●痛みなし、手術なし、投薬なし

『「AWG」は魔術か、医術か？』（五月書房）という本がある。

著者は、俊成正樹氏。1936年生まれ。一徹の老ジャーナリスト。

本表紙には「全摘後の乳房が蘇る――『波動医学』の奇跡」とある。

さらに「痛みなし、手術なし、注射なし、投薬なし」とまさに無い無いずくし。

では、どのような治療なのか？　帯にはズバリ『素粒子の束』を照射するだけ」。

これが、日本で密かな話題を呼んでいるＡＷＧ波動療法のイントロである。

具体的には、約４３０種類の疾病名に応じたコード番号に、ＡＷＧ装置のダイヤルを合わせるだけで、痛苦から解放される、という。

この波動治療器が、対象とする疾病は――乳ガン、肝ガン、肺ガン、胃ガン、大腸ガン、重度筋無力症、白血病、脳梗塞、心臓病、関節リウマチ、くる病、腰痛、神経痛さらには、水虫までも、適応症にあげられている。

●全摘した乳房が再生してきた

俊成氏が、このＡＷＧなる不思議な波動装置に興味を覚えたのは、次のような風の便りを聞いたからだ。

――東海地方のある市民病院で、奇跡のような乳房蘇生が始まっている――

それは、同病院で乳ガンにより乳房全摘手術を受けた48歳の主婦の、えぐり取られた胸部から、新たな乳房が生まれてきた、という。

「ありえない！」。俊成氏は、すぐに思った。

しかし、気になり情報を集めてみる。すると「松浦優之という医学博士が完成させた『魔術』のような『ＡＷＧ』という器具と気功術で、主婦の乳房再生が始まった」という。

彼は、静岡に向かった。

ＡＷＧ装置は、浜松市の「はまなこ健康ピアーラ」という施設に設置されていた。経営者は気功師でもある高橋佐智子氏（62歳、当時）。奇跡の女性について、明快に答えた。

「それは、ミチコさんのことです。波動照射で、乳房が蘇生したのです。この私が一部始終の目撃者です」

ＡＷＧについては、こう説明する。

「……素粒子の波動束を発生させて、人体の深部を『波動』のエネルギーで満たすのです。この器具の波動でミチコさんの胸に変化が現れました」

●気功と似ているＡＷＧ原理

彼女は、波動治療は、気功と似ている、という。

「……私たち気功師がおこなう『氣』の注入は、気功師の身体が大気中から取り入れ、蓄積して発する波動エネルギーで、『経穴』（ツボ）や『経絡』を刺激し、相手の全身を活性化するのです。私は、それをキルリアン・エネルギーと呼んでいます」「人は、だれもがオーラを発し、存在感を放ち、気圧《けお》され、元気を人からもらったり、他人にあげたりしています。『気』はだれもが日々体験する生命のパワーなのです」

じつに、わかりやすい解説といえる。

「……ところが、この『ＡＷＧ』は、人から人への注入ではなく、人工的にプログラミングさせた波動を、段階的に発生させ、集めて人体の深部に働きかけるのです」

まさに、原理は波動医学そのもの……。

病んだ臓器は、本来の固有周波数からズレており、そこにプログラムされた周波数を送り込めば、ズレは波動調整され、病巣は消えていく。

●謎の開発チーム〝7人の侍〟

このAWG機器、開発秘話は、じつにドラマチックだ。

松浦博士は、獣医である。渡米して、ひょんな経緯で、7人のチームでAWGを開発した。

「……7人のメンバーのフルネームとその経歴については、松浦は一切明かさない。松浦がいつ、どのような実験にたずさわったのかについても、同様である」「『言えない』といい、その根拠についても、口をつぐむ」（俊成氏）

米国特許申請書には、こう書かれている。

「疾病の種類ごとに関与する細胞、筋肉系統、血管およびリンパ系、神経系等が異なるので、これらの細胞に対応し、特定の周波数を疾病の種類ごとに選択し、組み合わせると、きわめて良好な治療結果が得られた」

ここには、波動療法の基本原理が述べられている。

しかし、〝7人の侍〟は解散し、散り散りになった。

「……1970～80年代当時のアメリカ国内法で、ガン治療に『抗ガン剤、切除手術、放射線治療』以外の方法を用いると、厳罰とする動きが表面化した。この背景には、医学界の利益、薬品業界の利益を固守しようとする、議会内の強い動きがあった」（俊成氏）

〝自由の国〟アメリカとは思えない。まるで、ナチスのようだ。

●「暗殺される……」全員解散へ

すると、まずAWG開発のスポンサーが降りた。

研究メンバーも恐怖に陥った。

「……『AWG』開発のため人体実験をやったこと自体、重大犯罪になりかねない、とあって、『波動医学の研究者は、世の中から消されてしまう』とメンバーの1人が言い出し、あとの6人は青ざめた。これほどまでにすぐれた治癒結果（コードナンバー）が集まるとは、メンバーの当初予想を超えていたのである」（『「AWG」は魔術か、医術か?』前出）

7人の間で、暗殺の危険が、大まじめで取り沙汰された。

こうして、「オレは降りる」と6人は去った。

残った松浦氏1人が完成した「コード表」とAWG装置を持って帰国した。

●警察が急襲、懲役1年6カ月

そして、たまたま、海外から静岡に来た国際弁護士のガンにAWG照射したら、ガンがみごとに縮小した。その噂が、噂を呼び、松浦の医院への来訪者は増え続けた。

患者は、日毎にネズミ算式に増え続け、松浦も人助けと思い定めて、ＡＷＧ照射を続けた。

そして、ついに来訪者の数は1日30人ほどに膨れ上がった。

しかし、松浦は一切、費用を受け取らなかった。文字通りの人助け……。

そして、事態は急変――。

１９９８年、ある日の朝、警察官20人が松浦の玄関前に殺到。令状を突き付けた。

「薬事法違反で逮捕する！」「証拠物を強制押収する」

一切合切の研究資料は押収され、松浦の手には冷たい手錠がかけられた。

裁判で、懲役1年6カ月、罰金２００万円が求刑された。

松浦は最高裁まで争ったが、執行猶予付きで刑が確定した。

これが、ＡＷＧ弾圧の顛末である。

7　見よ！　乳房再生――ＡＷＧの奇跡

●幼い膨らみは若い豊かな乳房に成長した

ちなみに、ミチコさんのその後である。最初、現れた乳房は、少女のように初々しかったが、その後、成長して20代の女性なみに豊満になった、という。

当初、高橋気功師は、ガン手術後に、頭痛に悩むミチコさんに、この「ＡＷＧ」療法を試みた。

通常は波動注入する電極「パッド」1枚は頚椎、もう1枚は腰椎に当てる。しかし、気功師として一工夫して「胸先」と「へそ」の位置に当て、約2時間あまり通電した。

第1回通電の後、ミチコさんは笑顔で言った。

「なんとも、不思議な感じです。文字通り身体が軽くなりました！」

それから3週間。彼女は「右胸の奥がムズムズする」と言い出した。

「何かが生まれてくるような……」

5週間……経過。

「すりばち状にえぐれ、茶渇色のケロイド状だったはずの傷跡の奥から、ピンク色を帯びた白い肌が、ふっくらと盛り上がっていた」（『「ＡＷＧ」は魔術か、医術か？』前出）

3か月がたった……。

「ほら、見てよ、さわって……」

ミチコさんは、笑顔で砂風呂に来る女性の客友達に、見せた。

「そこには、さかずきをひっくり返したような、つつましい桜色の膨らみが隆起していた」「気功を行う高橋の指先は、ミチコの隆起しはじめた膨らみの中心、その奥に、ぽっちりと小さくも固い乳頭を探り当てた」（同書）

奇跡の再生乳房は、その後、順当に大きくなり、２０１１年には「小学上級生なみに成長」し、現在は、まさに若い成人女性のような乳房となっている。

●疾病を69種の周波数「波動」で治癒させる

この「ＡＷＧ」概要は、発明の中心人物、松浦氏の『米国特許申請書類』で知ることができる。

(1)電極を張り付けることなく、低周波（1～1万ヘルツ）を一定時間ごとに順次高くして治療する。

(2)特定周波数（たとえば1～1万ヘルツ間では69種類の周波数）が、とくに治療効果を有することを見出だした。

(3)本発明は、それにもとづき、あらかじめ選択された低周波電流により治療する。

(4)疾病の種類ごとに関与する細胞、筋肉系統、血管およびリンパ系統が異なる。それで、これら細胞に対応して特定周波数を疾病種類ごとに選択し、組み合わせると、きわめて良好な治療結果が得られる。

それは、約４３０種類の疾病名に応じた特定「コード番号」にダイヤルを合わせ治療する。それだけで、乳ガン、肝臓ガン、肺ガン、胃ガン、大腸ガン、骨ガン、重度筋無力症、脳梗塞、心臓病、関節リウマチ、くる病、腰痛、神経痛、水虫、白血病……などの痛苦から解放される、という。

極めて高い奇跡の治療効果が次々に出現し、治った患者たちのクチコミで、「ＡＷＧ」の存在を知る人も増えている。

「ＡＷＧ」治療は、患者１人あたり治療時間が長い。たとえば、４コードの照射治療を受けると１人当たり平均２～３時間かかる。よって、１回の治療費は最低で２万円で、経営がなんとか成り立つという。

理想は、保険適用されることだ。

しかし、悪魔と死神に牛耳られた日本の厚労省には、なんとも望むべくもない。

さらに、患者にも自覚が必要だ。苦しい時の神頼みよろしく、「ＡＷＧ」のみにすがり、殺到するのも、すすめられない。ガンに限らず、難病などは、心の病でもある。さらに、〝体毒〟の蓄積が万病の元なのだ。それは、もはや常識だ。まず〝体毒〟を溜めない。そのための少食、菜食、断薬さらに筋トレ、長息などの自己努力を組み合わせる。

そうすれば奇跡の波動「ＡＷＧ」療法は、その真価を大いに発揮すると、私は確信する。

8　ＳＴＡＰ細胞はあった！　マスコミよ懺悔《ざんげ》せよ！

●小保方バッシングは魔女狩り

新しい医学理論への誹謗中傷といえば、記憶に新しいのがＳＴＡＰ騒動である。

私は、『ＳＴＡＰ細胞の正体』（花伝社）に、その顛末をまとめた。

そして、当事者、小保方晴子さんへのバッシングの凄まじさに、心が凍った。

マスコミは「上げて、落として、二度おいしい」と言われる。まさにＳＴＡＰ細胞がそうだった。うら若い1人の女性への攻撃は、常軌を逸していた。私は、それを〝現代の魔女狩り〟と書いた。さらに、帯に明記した。「STAP細胞はある！　それは、リンパ球だ」。

同書は、森下敬一博士、監修である。

博士は、知る人ぞ知る千島・森下学説の重鎮。開口一番、こうおっしゃった。

「STAP細胞はあります。あれは、リンパ球ですよ」

●ハーバード大、特許申請!!

しかし、マスコミは「STAP細胞はない」「小保方さんは嘘つき」と責め立てた。そして、理研は国際特許申請の放棄に追い込まれた。

ところが、2016年4月、ハーバード大学チームがSTAP細胞の作成方法で国際特許を出願した、というニュースが流れてきた。やはり、STAP細胞はあったのだ。同大が特許申請したのは、日本、米国、欧州、カナダ、オーストラリアなど。すでに更新料・維持料として、推計約1000万円が支払われている。そして、「今後20年間、STAP細胞特許権を独占する」という。

しかし、あれほど「ない！」と決め付け、魔女狩りに血道をあげていたメディアは、全員知らぬふりである。このニュースに触れれば、自分たちが赤恥をかくので、われ関せずを決め込んだのだ。つまりは、大衆の〝洗脳〟装置、〝扇動〟装置……。

これが、メディアの正体なのだ。

そんないい加減な新聞、テレビを、いまだ庶民大衆は、頭から信じている。

アホか……である。

●狙いは理研の特許潰し

ＳＴＡＰ細胞騒動には、〝闇の勢力〟の大きな陰謀が潜んでいた。

理研はＳＴＡＰ細胞に関して、国際特許を申請していた。それは、将来の再生医療で数千億円もの利権になる……とみられていた。あの騒動は、理化学研究所にＳＴＡＰ細胞の生物特許を取らせないため仕組まれたものだ。そして、ハーバード大学チームが、楽々と特許申請……！〝かれら〟は、日本のマスコミなど造作なく操ることができる。国際医療利権を牛耳っているのは、医療マフィアの頭目ロックフェラー財閥だ。

私は、背後に彼らの意思（悪意）が、働いたとにらんでいる。

しかし、悪意と騒動の代償は、あまりに大きかった。

将来を嘱望されていた笹井教授は、猛烈なバッシングにより自殺に追い込まれた。

そして、〝闇の力〟による他殺説まで、いまだ根強くささやかれている。

9　ソマチッドを発見した学者の数奇な運命

●顕微鏡下に動く謎の生命体

とにかく、医療利権を支配し続けてきた医療マフィアは、彼らの利権を脅かすものは容赦しない。ライフ博士の悲劇で判るように、まずは買収で懐柔する。それに応じないと、次は裁判等で嫌がらせをする。警察、司法は、とっくの昔に彼らの支配下にある。

なにしろアメリカでは歴代大統領ですら、アゴで使ってきた連中だ。

捕《つか》まえる理由ならいくらでも捏造できる。そして、逮捕、投獄、有罪……で、世間にさらしものにする。こうして、信用失墜をはかり、その人物の社会的地位を抹殺する。

微小生命体ソマチッドを発見したガストン・ネサン博士も警察、司法から不当な弾圧をうけた。その経過は、日本のソマチッド研究第一人者、福村一郎氏の著書『ソマチット　地球を再生する不死の生命体』（ビオ・マガジン社）に詳述されている。

ネサンはフランスの生物学者。好奇心溢れる天才で、20代ですでに現代の約十倍という高倍率の顕微鏡「ソマトスコープ」を発明している。

これも、ライフ博士と共通する。

聞けば世界中の顕微鏡メーカーは、ある倍率を超える光学顕微鏡は〝作ってはいけない〟という。いわば極秘の内規だ。いったい、だれが決めた？　と聞きたくなる。言うまでもなく、〝闇の支配者〟だ。超高倍率の光学顕微鏡を作ると、生きているウィルスや、さらに未知なる生命現象が発見されてしまう。

ライフ博士もネサン博士も、このタブーを犯したのだ。

むろん、好奇心溢れる学究の彼らに、そんな〝ルール〟など知るよしもない。

●超高温、高圧、放射線にも耐える

ネサンは、自作の高倍率顕微鏡によってミクロ世界を観察するうちに、奇妙な現象に釘付けになる。

「……植物の樹液や動物・人間の血液中に、これまで知られていなかったナノサイズの有機体を発見し、それを〝ソマチッド〟と名付ける」(前著)

それは、〝小さな〟〝命〟という意味だ。

さらに、その生命体は、驚異的な性質を示し、彼を驚嘆させた。

「……血液中を動き回る、その謎の生命体は、炭化処理温度にも、強い放射線にも耐え、遠心分離器の残留物から取り出しても無事であり、その殻はダイヤモンドのナイフでも切ることのできない硬度を持つ〝不滅〟の存在だった」

そして、それは植物、動物だけでなく、鉱物のなかにも存在する。

●ソマチッド療法でガン治癒率75%

さらに、彼はそのミクロの生命体が、体内の健康状態に合わせて16タイプに変態することに気付いた(図45)。

それは「病状が悪化する具体的な兆候が現れる18カ月前に、その発病が予測できるという」

「これが可能であれば、食事や生活習慣などを変えることで未然に防ぐことができる」(同)。

この人類史上でも画期的な発見が、博士を称賛ではなく、苦難の道へと歩かせるのだ。

図 45　■ガストン・ネサン博士が観察したソマチッドの変態

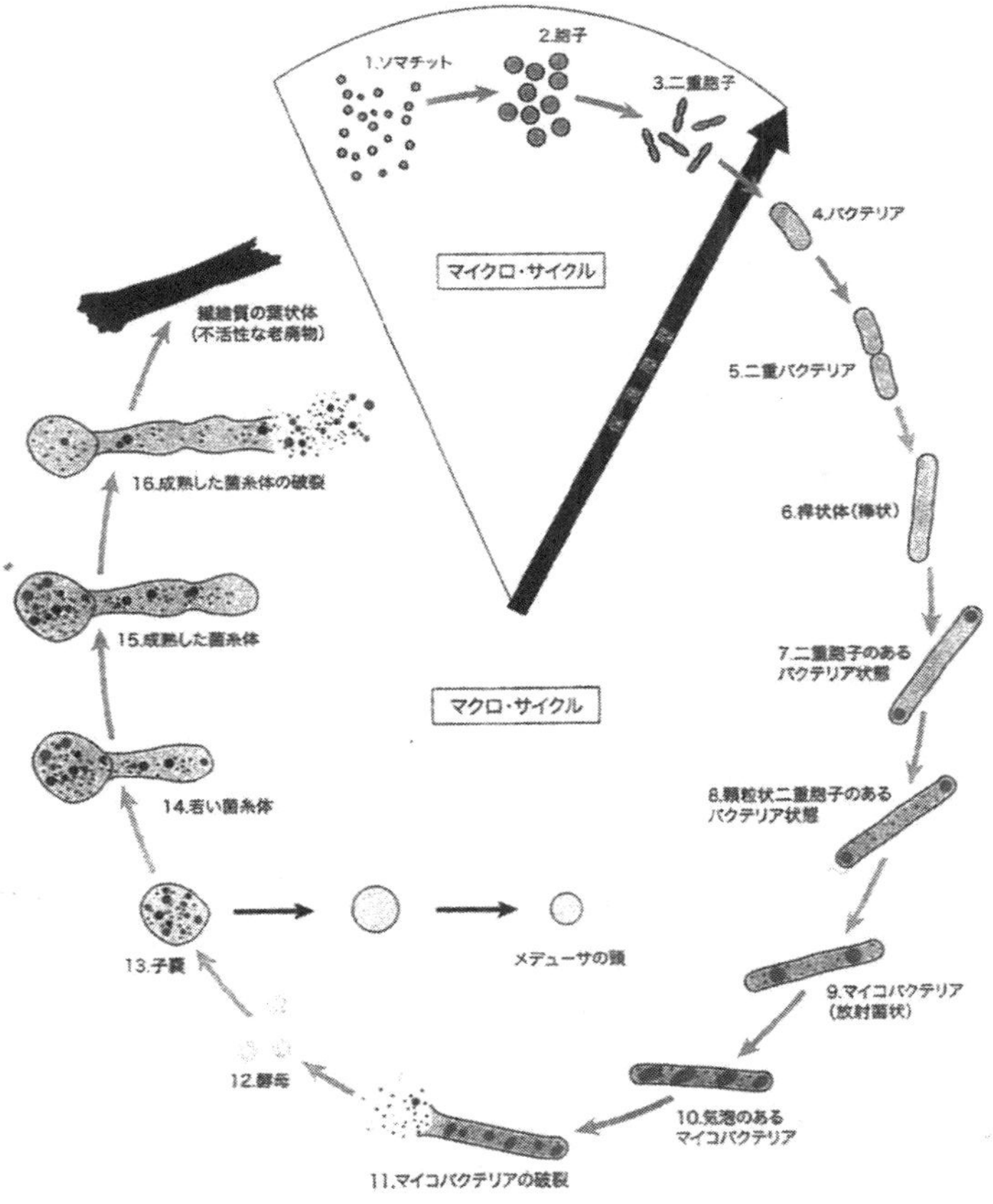

（出典：『ソマチット――地球を再生する不死の生命体』より）

「……ソマチッドの形態変化によるガンなど変性疾患の18カ月前の発症予測や独自の免疫賦活製剤による画期的な治療実験が話題になり始めたとき、博士は医師会に告発される」（同書）

博士は、ソマチッド変化を観察することで患者の「18カ月後のガン」を予測し、さらに、クスノキの樹液から採取した製剤（免疫強化剤〝714・X〟）で治癒していた。

そうして、75％の治癒率を確認していた。しかし……。

10　「ネサンに正義を！」裁判で無罪を勝ち取る

●弾圧を逃れてカナダに〝亡命〟

「……常識的には『ありえない』ものとされていて、科学上の定説に異論を唱えた学者が排斥されるのは歴史の常である。その発見が『生命』や『意識』あるいは『神』の領域に足を踏み入れるものであれば、なおのことだろう」（福村氏）

ネサン博士に対しての攻撃は、医学界、製薬会社から、とくに激烈だった。

こうして、彼は祖国フランスを追われ、カナダに〝亡命〟するのである。

しかし、移住先のカナダでも、医師会から訴えられ、法廷に引きずりだされた。

「……1000名のガン患者のうち750名が全快するという驚異的な成果を上げるも、医師の免許を持たなかったネサン博士に対する圧力は次第に高まり、ついには、移住先のカナダの厚生省・医師会・製薬会社によって、被告人の立場に立たされてしまう。それは、まさしく、現代の

異端審問ともいうべき裁判だった」（同）

●命を救ってくれて、ありがとう

１９８９年6月、カナダ、ケベック州の裁判所の玄関前は、群衆で溢れ返った。手に手にプラカードを掲げた人たち……。そこには、こう書かれていた。

「ネサンに正義を！」「ガストン、命を救ってくれて、ありがとう」

法廷で弁護側証人に立った専門家も、こう証言した。

「……通常療法では、手術や放射線、化学療法によって悪性の細胞を破壊しようとする。しかし、それは、殺虫剤をまいて、蚊の大群を追い払おうとするようなもので、あまり効果は期待できない。ネサン博士の治療法は、蚊（ガン細胞）を1つひとつ殺すのではなく、それを発生させる湿地環境そのものを撲滅しようとしているのだ」

さらに、証人は、こう言い足した。

「……ネサン博士が発見したもの（ソマチッド）は、まさに生命の物質的・肉体的な基礎となるものに、他ならない。秘教的または形而上学的な言い方をすれば、それは『エーテル体』として、知られているものであり、肉体の中に完全に浸透している『エーテル体』がなければ、肉体は単に不活性な物質による存在にすぎない。つまり、魂が離れれば、死に至るのと同じなのだ」

そして、判決は……「無罪」。

11　学界、政界、警察、メディア……さらにＣＩＡ

●ＣＩＡもイルミナティの番犬

——以上。良心の研究者、医師に対する医療マフィアによる弾圧は、挙げているときりがない。〝かれら〟が実際に動かすのは学界、政界、警察、メディアなどだ。さらには番犬、ヒットマン、なんでもありだ。

ＣＩＡなど〝狂犬〟も暗躍する。彼らも、イルミナティが飼っている番犬なのだ。

千島・森下学説で知られる森下敬一氏は戦後、ＧＨＱが推進する〝日本人肉食化〟の計画に、真っ向から反対していた。日本民族の伝統食を守るため、自然食普及キャンペーンで全国を回り講演行脚した。そのときの博士の思い出話。

「講演の合間にトイレに行くと、外見は日本人だけど、えらく流暢な英語を喋る連中が２、３人いた。つまり、ＣＩＡが監視に来ていたんだね」

ＣＩＡによる監視にとどまらない。

「おいお前、狙われているぞ！　気をつけろ」

森下先生の父方の叔父が警察の高官をやっていた。懸念は現実のものとなった。ある夜遅く、先生が仕事を終え辺地の駅で降り、暗がりにさしかかったところで、ふいに後から声をかけられた。

「森下先生ですか？」叔父の警告が胸をよぎった。とっさに、「イエ！　山田です」と偽名を名乗った。と……突然「オイ！　お前ら何をやってる⁉」と、さらに後から2～3人の怒声。暗がりで男たちの揉み合いが始まった。

先生は、その騒ぎに乗じてその場を逃れた。

「あとで思ったんだけどネ……。叔父が忠告していた、あのつけ狙った連中が、僕を尾行してたんだネ。ところが、どうも僕の身を案じて警察か公安かが警護していたみたいなんですねぇ（笑）」

先生は体をゆすって大笑いですが、聴いている方は冷や汗ものです。先生は、この騒ぎを教訓に「余り目立つと狙われる」と、その後の行動を注意するようにしたのだそうです。

●10年店ざらしされた千島論文

さらに、森下博士は、既成医学理論を真っ向から批判したため、陰湿な妨害を受けた。

「お茶の水に自然療法のクリニックを開いたら、なぜか裁判を立て続けに起こされた」

つまり、当時は抗ガン剤などでひどく悪化した手遅れ患者もクリニックにやってきた。当然、亡くなってしまう。すると、遺族が裁判に訴えた。それが、次々に続く。

「毎週、毎週裁判で、まいったヨ。ワッハハハ……」

先生は、豪快に笑い飛ばす。しかし、どうみても不自然。つまり〝闇の力〟が暗躍して、遺族をけしかけ裁判を起こさせたのだろう。これは、医療マフィアが使う常套手段である。

いっぽう、千島・森下学説の千島喜久男博士も、九大時代に提出した学位論文を10年も店ざらしにされるという非道な仕打ちを受けている。

その内容が旧来の理論と、まったく異なるため、教授会は凍り付いた。揚げ句の果てに、担当教授は、千島氏に「頼む。あの論文を取り下げてくれんか？」と頭を下げて懇願する有様。つまり、千島論文は九大だけでなく、全国の学界そのものを恐慌に追い込んだのだ。

「……これを通せば、従来の学説が崩壊する」

だから、九大側に千島論文を絶対通すな……という強固な圧力がかかったのだろう。

イギリスでも悪質な弾圧事件が起こっている。

精神科医ディビッド・ヒーリー博士は、新型抗うつ剤（ＳＳＲＩ）を投与すると、患者の自殺が10倍も増える事実を公表した。すると、勤務する大学から解雇通知が届いた。

彼は、抗うつ剤とともに、悪魔的な学界権威とも、戦う羽目になったのである（参照『抗うつ薬の功罪』ディビッド・ヒーリー著　みすず書房）。

――これまでみてきたように、ライフ博士から小保方さんまで、ロックフェラー財閥など医療マフィアの利益に反する学説、研究、理論は、黙殺されるか、あるいは徹底的に、叩き潰されてきた。その理論が正しければ正しいほど、弾圧も攻撃も苛烈になる。

こうして、学界も、政治も、警察も、司法も、メディアも……すべて、悪魔的マフィアが押さえているのだ。

しかし、〝洗脳〟されてきた一般大衆は、その事実には気づきもしない……。

第6章 「波動医学」の礎《いしずえ》 千島・森下学説

――「食は血となり肉となる」真理を医者は知らない

●半世紀前に圧殺された理論

あなたは、千島・森下学説を知っているか？

知らなければ、生命の本質は、まったく理解できないだろう。

医師で「初めて聞いた！」という人がいたら、あなたは、まちがいなく〝洗脳〟のど真ん中にいる。もう一度、命の基本から勉強しなおすべきである。

医学部で習わなかった？

あたりまえである。千島・森下学説どころか、約２００年前に確立したウイルヒョウの生命「機械論」に反する理論は、ことごとく叩き潰されてきたのだ。

世界の医学教育は、ウイルヒョウの呪いにいまだ呪縛されている。

千島・森下学説は、半世紀以上も昔に提唱され、圧殺された生理・医学理論である。

だから、医学部で習わないのも当然である。だから、新聞に載らないのも当然である。

テレビで触れないのも、また当然なのである。教育、新聞、テレビが「真実を伝える」ことを〝闇の支配者〟は、絶対に許さない。

●腸管造血、細胞可逆、細胞新生……

千島・森下学説は、千島喜久男と森下敬一両博士の理論を言う。

お二人とも独自の研究で、同じ結論に到達していた。

千島博士は、生前、このように語っている。

「……富士山に静岡県側から登っていて、9合目で山梨県側から登って来た人とバッタリ出会ったようなもの」

お二人は、意気投合して、共同で研究を進め、確立したのが千島・森下学説である。

その学説は、前述のように3本の柱からなる。

⑴腸管造血説、⑵細胞可逆説、⑶細胞新生説。

この学説の基本となる、古来の言い伝えがある。

――食は血となり肉となる――

ここに命の真理がこめられている。

「食」（栄養素）は「血」（血球細胞）となる。どこで栄養は血球に変わるのだろう。

それは、消化吸収の現場、腸であることは、子どもでもわかる。

●血球細胞は万能細胞である

次に、「血」（血球細胞）は「肉」（体細胞）に変わる。

だから、血球細胞こそ万能細胞である。

ここまで読んで、あなたは首をひねるはずだ。それは、昨今のｉＰＳ細胞からＳＴＡＰ細胞にいたる再生医療の騒動だ。学界もマスコミも「万能細胞は、はたしてあるか？」と騒いでいた。

これに対して、安保徹医師（当時、新潟大教授）は、笑っていた。

「身体中、万能細胞だらけさ。それを、あるか、ないか？　って。オレ、全然、意味わかんね」

独特の津軽訛りで、ニヤッと笑われた。私も腹を抱えて、大笑いしたものだ。

さて、以上の「食」が「肉」に変わる経緯を「同化作用」という。食物（無生物）が、身体（生物）に「同化」する……という意味だ。

1　断食で体細胞は血球細胞から栄養素に変化する

●飢餓、断食で起こる「異化作用」

そして、空腹や飢餓のときは、逆の反応が起きる。

——肉は血となり食となる——

「肉」（体細胞）は「血」（血球細胞）に戻り、さらに「食」（栄養素）に変化する。

これを「異化作用」という。つまり、身体が食物に戻るという意味だ。

山で遭難した人が、何週間もたって救出される。すると、例外なく体重が落ちている。

それは、この「異化作用」によるものだ。

生命活動とは、この「同化作用」と「異化作用」の連環で営まれている。

生々流転……とは仏教用語だが、ナルホド……生命の本質を捉えているように思えます。

生命とは融通無碍《ゆうずうむげ》に千変万化する存在です。

●千変万化を支配する固有波動

生命の千変万化をつかさどるものは、いったい何でしょう？

もう、おわかりのように波動なのです。

「同化作用」も「異化作用」も、固有の周波数による〝指令〟で行なわれています。

ベッカー博士は、その事実を発見し、「電気療法」（エレクトロメディスン）を考案したのです。

興味深いのは、この波動刺激は、電気でも、磁気でも、さらには音波でも共通していることです。

それは、水に特殊振動を与えると、水面に生命の形態が出現することでもわかります（ウォーター・イメージ）。

本書の冒頭で、身体の組織、器官、臓器……には、固有の周波数があり、それが波動医学の基本原理と書きました。その固有周波数は、細胞、さらに構成する分子にまで存在するのです。

なぜなら、――**万物は、すべて波動（振動）している**――からです。

2　病巣が自己融解……！　ファスティングこそ再生医療だ

●オートファジーと千島・森下理論

２０１６年、ノーベル賞生理・医学賞は、大隅良典博士の「オートファジー」理論に授与された。これは、細胞の「自食」と呼ばれる現象。

「細胞が持っている、細胞内のたんぱく質を分解するための仕組みの1つ。栄養環境が悪化した時、たんぱく質のリサイクルを行なったり、個体発生過程のプログラム細胞死などにも関与している」（ウィキペディア要約）

つまりは、千島・森下学説での「異化作用」における体細胞→万能細胞（血球細胞）→栄養素の変化を表しているのだ。

飢餓や断食で、栄養状態が悪化すると、体細胞→万能細胞→栄養素への変化が起きる。

さらには栄養素→万能細胞→体細胞への変化も同時に起こる。この現象の一部を大隅教授は、捉えたにすぎない。

そのオートファジー現象は、半世紀以上も前に森下博士らが、発見、観察、実証している。

今ごろノーベル賞授与とは、世の中は50年以上も遅れている……。

森下博士に「先生が発見したのに、今ごろノーベル賞とは、悔しくないですか？」と尋ねると「いやいや、私どもの理論に近付いていただいているわけで、ありがたい（笑）」と、あくまで謙虚です。

●ノーベル賞は別名〝ロックフェラー賞〟

ロックフェラーは、ノーベル財団に多額の資金を〝寄付〟していることは知る人ぞ知る話です。

つまり、ノーベル賞の正体は巧妙な人類〝洗脳〟装置なのです。

だから、イルミナティの頭目キッシンジャーや日米沖縄密約の張本人、佐藤栄作にノーベル平和賞を授与するなど、露骨な〝お手盛り〟も平気で行なえる。

ロックフェラー研究所から、じつに30人以上の医学・生理学賞の受賞者が出ていることなど、その決定的証拠です。ちなみに、今回、オートファジー〝発見〟で受賞した大隅教授も、やはりロックフェラー研究所員。〝お手盛り〟は、いまだ続いている、ということです。ノーベル賞が絶対公正なら、半世紀以上も前にオートファジー現象を発見、解明した森下敬一博士に、授与されるべきなのです。博士に直接、それを言ったら、いやいやと肩をゆすって苦笑いされるばかり。

ロバート・ベッカー博士も2回ノミネートされ受賞確実と言われていたが、排除された。

それは、米軍とただ1人対決する正義漢であったためです。

生体内元素転換の現象を発見したフランスの生理学者ルイ・ケルブランもノーベル賞候補になりながら潰された。生体内元素転換という現象が知られると、〝闇の勢力〟が支配してきた医療利権が崩壊する。だから、不都合な真実として、隠蔽されたのである。

●病巣は「異化作用」で自己融解

千島・森下学説によるオートファジー現象にもどる。

少食・断食を行なうと身体の病巣部分の細胞は自己融解していく。

そうして、あらたな細胞↓組織↓器官↓臓器が再生されていく。

まさに、「同化作用」「異化作用」のダイナミズム……。

病巣の自己融解――。

この現象は、少食医療の国際的権威、甲田光雄博士が発見している。

つまり、ファスティング（少食・断食）療法こそ、真実の再生医療なのだ。

なのに、再生医療のホープとして、山中伸弥教授はｉＰＳ細胞でノーベル賞を受賞し、マスコミは「再生医療の時代が始まる！」と大騒ぎ。

こうして、〝夢の再生医療〟幻想が世間にばらまかれた。

安倍首相は「今後10年間で、再生医療研究に、１１００億円の税金を投じる」とブチあげた。

国際医療マフィアたちの、したり顔が目に浮かぶ。

他方で、狂気のＳＴＡＰ細胞騒動で、マスコミに魔女狩りを扇動させ、邪魔な小保方さんを圧殺し、笹井教授ら理研を抹殺した。そして、ＳＴＡＰ細胞の特許を密かに奪取したのは、すでに述べたとおり。

●ｉＰＳ医療の致命的な欠陥

他方、当時マスコミを狂奔狂騒させたｉＰＳ細胞は、どうなったのか？

メディアも異様に沈黙している。じつは、ｉＰＳ細胞こそがペテンだったのだ。

京大チームの公表でも、その成功率は0・2%……。つまり、1000回のうち998回失敗する。そんな医療が成り立つわけがない。同チームの試算では、1回の治療費は、最低2000万円という。安価な〝夢の再生医療〟は、ウソ八百だったのだ。

さらにiPS細胞には、致命的欠陥がある。作成の過程で、2つのガン増殖抑制酵素P53、RBを破壊している。つまり、〝夢の医療〟iPS細胞にはブレーキがない……！

専門家は、確実にガン化する、と憂慮する。つまり、P53、RB破壊こそ、iPS細胞の致命的欠陥なのだ。しかし、学界も、政界も、メディアですら、この事実を知らない。なぜなら、いっさい表に出ない情報だからだ。〝闇の力〟がそれを隠蔽しているからだ。

ここでも、滑稽かつ壮大な悲喜劇が進行している……。

詳しくは、拙著『STAP細胞の正体』（花伝社）を一読願いたい。

そこで、再生医療のペテンを、完膚なきまでに、暴いている。

3　宇宙・生命エネルギーは波動・ラセン運動である

●命は波動運動、氣は超エネルギー

千島教授は、すでに、失意のうちにこの世を去られています。

しかし、生前に次の結論に到達しているのです。

――生命現象は、波動とラセン運動として、とらえるべきである――

「……千島教授が、科学を研究して、そして到達した哲学、あるいは真理といった方が的確ですが、このことでした」「生命現象や自然現象の波動性概念のなかには、リズム、周期性、可逆性の意味が含まれています」「生命が形態としてもつ縞模様やゆがみ、生理的作用のリズム、環境のリズミカルな変化に対応した生物活動の周期性、文化や思想の発展の消長、気候の変化、天体活動などなど……決して直線的ではなく、波を描き、繰り返し現象を見せています」（『千島学説入門』悴山《かせやま》紀一著　地湧社）

１９００年生まれの千島博士は、半世紀以上前に、すでに、生命と波動の最先端理論に到達していたのです。その慧眼《けいがん》に、ただただ感服します。

「……宇宙もこの世も、歪みがあるため、バランスをとろうとして、波動とラセン運動で動いているのである」（千島博士）

「氣」に関する考察も、じつに深遠です。

「……〝氣〟は、宇宙に偏在する物質や生命の根源的要素で、私はこれを『超エネルギー』と呼びます。『超エネルギー』が凝集して、エネルギーとなり、素粒子となり、原子・分子となると考えます。この考え方によって、観念論や唯物論の対立も、宗教と科学の対立も解消できると、考えます」（『千島喜久男　遺文　いのち自衛』けんこう社より）

●「氣」「血」「動」の調和で生きる

この宇宙論には、息を呑みます。
それは、かの老子の宇宙論を彷彿とさせます。
「無の名は天地の始まり」「有の名は万物の母である」（老子）
つまり「無から有が生じる」。それをつかさどる原理がタオ（道）です。
博士の宇宙観は、仏教の根本哲理を表す「般若心経」にも通じます。
「色即是空」（森羅万象の本質は何もない空である）
「空即是色」（何もない空から宇宙万物は生成する）
少し、哲学的で判りにくいかも、しれません。
博士は、わかりやすい訓話も残しています。
もっとも理想的な生き方として「氣」「血」「動」の調和をあげています。
それは、まさに波動と身体と人生の調和と言えるでしょう。
具体的には――
「氣」（明るく、穏やかな心と安眠）
「血」（自然に従い正しい食と生活）
「動」（毎日を、怠けず、よく働く）。
千島博士の偉業は、『千島　革新の生命・医学全集10巻』に収録されています。

4　不食の人は宇宙エネルギー（プラナ）で生きる

●「経絡造血」発見の驚異

千島・森下学説の、一方の高峰は森下敬一博士。

森下博士も、生命論、宇宙論の根幹に、「氣」の概念を置いています。主宰する国際自然医学会の会報『森下自然医学』（月刊）も、すべて「氣」の活字が使われています。なぜなら「氣エネルギーは、四方八方に広がるものだから」（森下博士）。

森下博士は、千島・森下学説を超えて、さらなる高みに到達しています。

それが、「経絡造血」現象の発見です。

それを可能にしたのが、ソマチッド理論です。

この理論により、不食の人の存在理由も解明されたのです。

博士に、不食の人が、なぜ生きていられるのか？　たずねたときの教えは、いまだはっきり覚えています。

「それはねぇ、なぜ食べないで生きていられるかというとね、宇宙エネルギーで生きているわけですよ。宇宙からのエネルギーは経絡に取り込まれると、そこでソマチッドが、うじゃうじゃと増殖する。これが血球細胞になるわけですね」

●真人は光によって生きる

最初は、キョトンとしてしまいました。あまりに、突拍子もない話に思えたからです。

しかし、よく考えてみたら、これほど「不食」現象を明快に説明する理論もありません。

つまり……宇宙エネルギー↓経絡↓ソマチッド増殖↓血球細胞↓体細胞……。

こういう経緯をたどるわけです。これは、目に見えないエネルギーが身体に変化する、という壮大な発想です。森下先生の話を聞いて、直感的に思い出したのは、ヨガの沖正弘導師の教えです。沖先生は、私の哲学の師と私淑する方です。

その著作に「ヨガ行法の究極目的は真人となるためである」「真人は光によって生きる」とあったのです。光で生きる……？

若い私は、それを哲学的比喩ととらえました。

しかし、実際に、生理学的真理だったのです。まさに、知ることは喜びであり、感動です。

「不食の人は、世界で約20万人はいると、いわれています。これから、まだまだ増えるでしょう」（森下博士）

ちなみに、沖先生と森下先生は、無二の親友であったと、聞いて嬉しくなりました。

「沖さんとは、肝胆相照《かんたんあいて》らす仲でねぇ。よく飲み明かしたものですよ」

先生は、懐かしそうに肩をゆすり、相好《そうごう》を崩された。

わが医学の師と哲学の師が、若き頃、共に杯を酌み交わしていた！

その光景を思い浮かべると、笑みがこぼれてくる。

5　4次元のラセン運動が3次元に物質化する

●「チューブリン微小管」とは？

森下先生も、宇宙エネルギーについて、こう明言します。

「それは、回転するラセン運動ですね。正面からみれば回転です。横から見ると波動です」

なるほど……やはり、千島博士と同じ結論に到達されている。

「4次元のエネルギーはラセン運動です。それが、経絡を通じて3次元の肉体に変わる」（森下博士）

そのダイナミックな理論を証明するのが「チューブリン微小管」の存在です。

「……造血機能には、3次元的・動物官能性としての『腸管造血』に対し、4次元的・植物官能性としての『経絡造血』があります。『チューブリン微小管』のチューブリンとは、球たんぱくのことです。その球たんぱくが、どんどんラセン状に渦を巻きながら、組み合わさって1つの管ができ、これが縦に4本くらいくっつきあって、境目がなくなり、より太い脈管が形成されます」（講演『生命誕生と奇跡の食』より）

●氣（プラナ）が物質化する

4次元的・植物官能性とは、植物の方が宇宙エネルギーを旺盛にとりいれて生きているからです。「光合成」などその典型です。

しかし、それと同じ能力は、動物にも潜在的に備わっていたのです。

「……『経絡造血』は、通常はモノを食べている動物が、モノを食べない状況に置かれた場合に、この現象が起こります。人間でも、もしモノを食べなければ、こちらの『経絡造血』へと全面的に移行するわけです。ですから、モノを食べなくても人間は生きられるのです。４次元のエネルギー、氣（プラナ）が、４次元の世界から３次元の世界に移行する時に物質化現象が起こる。それが、まさにチューブリンの出現なのです。私は、これがソマチッドへと発展するのではないかな……と考えておりますが、まだ確信はありません。これからの研究課題です」（森下博士）

ここまで読んでも、既成の生物学、医学しか、学んでこなかった人は、まさに目がテンでしょう。頭が火箸でかきまわされたように、クラクラするはずです。

「そんなことは、習っていない！　ウソだ！」と叫びたくなったはずです。

いちど、頭の中身を白紙にリセットして、森下博士の講演に、耳を傾けてください。

6　試験管内と生体内のソマチッド変化は異なる

●16変態の顕微鏡観察図の限界

「……ソマチッドと思われるものが集まってチューブリン微小管を形成する。その管がどんどん積み上げられて、より太い管を造りあげていく。このチューブがたいへん重要な意味を持っている。われわれの組織細胞のすべてが、このチューブから造られている。赤ちゃんや、若い女性の肌のような弾力性の高い皮膚は、このチューブがもたらしている弾力が基礎になっているわけですね。（腸の）絨毛組織が起立しているのも、チューブがないと、そのような現象は起こりません。組織のいたるところにチューブリン微小管が上手に組み合わさり、そして、組織が組み立てられています。

このように臓器組織を立体化させているのは、『チューブリン微小管』の作用なのです」

なお、森下博士は、ネサン博士のソマチッド16変態の顕微鏡観察についても、批判的です。

「……ソマチッドをシャーレの中に入れて、どういう変化をするか見ただけに過ぎない。

私たちは、生体内における、生命体の中での発展様式を問題にしている。だから、試験管の中でどう変わるのかは関係ないのです」

試験管内（ｉｎ ｖｉｔｒｏ）と生体内（ｉｎ ｖｉｖｏ）の現象を混同する。

これは、研究者が陥りがちなまちがいです。

生体外の現象が、生体内でも起こっているとは、いえないのです。

●宇宙エネルギーが肉体化する

「……我々の生体内では、（経絡の）ボンパ血管の中で、ソマチッドがだんだん成長していってリンパ球になり、そして、最後は赤血球にまで発展していきます」「ボンパ血管の中で、〝吸気成長する〟ことによって、ソマチッドは、その姿を変えていく。ソマチッド↓リンパ球↓赤血球というように、ソマチッドが融合してリンパ球になり、そのリンパ球がヘモグロビンを含んで赤血

図46　■ソマチッドが「吸氣」して血球から体細胞に変わる

生体内に於けるソマチッドの成育図

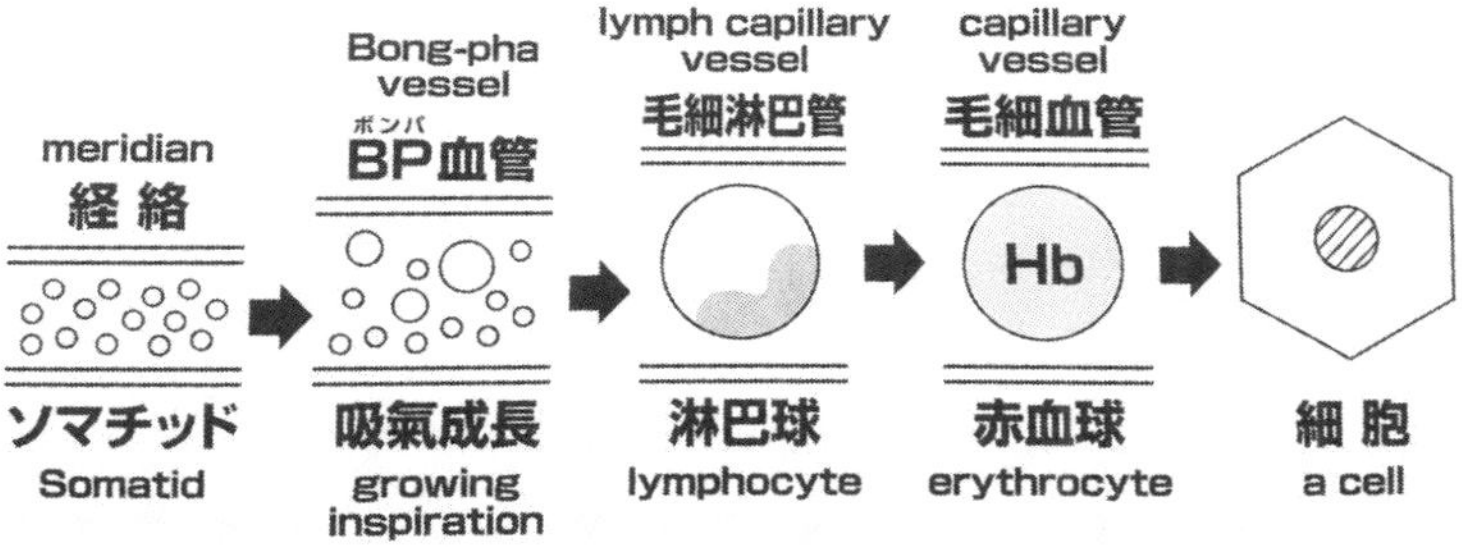

（出典：『森下自然医学』608号より）

写真47　■ソマチッドが脈管内で増殖しリンパ球に変わっていく

鳳巴（ボンパ）血管とソマチッド

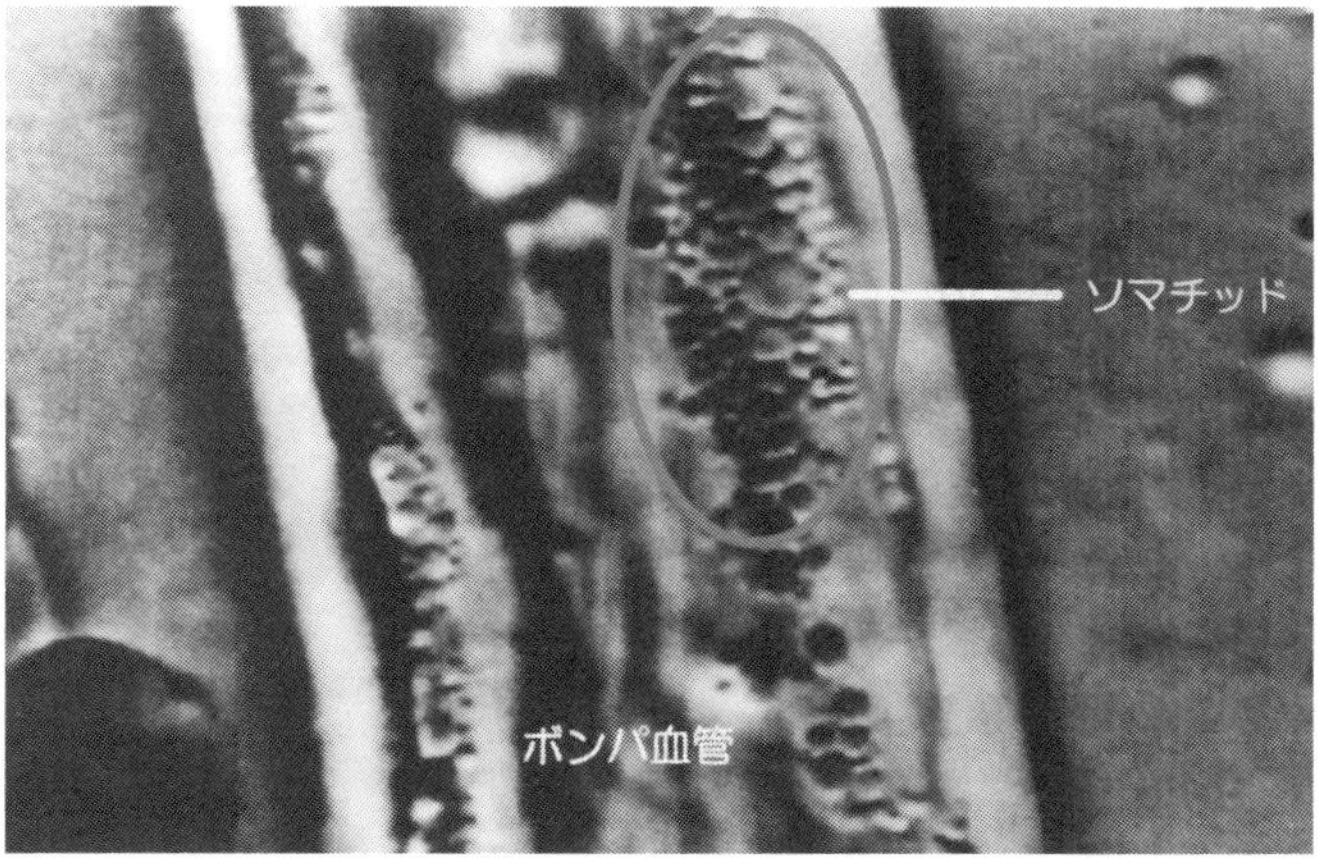

（出典：『森下自然医学』600号より）

球へと変わっていきます」

「……脈管も変化していく。『ソマチッドの場合、ボンパ血管』『リンパ球ではリンパ管』『さらに、『赤血球では血管』といった具合です。そして、赤血球になれば、身体の細胞に変わっていく。われわれの身体の細胞というのは、赤血球から発展して造られているのです」（図46）

宇宙エネルギー（プラナ）が、肉体化していく！

その現象は、まさにドラマチックです。

「これは、とても大事な、しかも現代西洋医学の基礎理論の中で完全に欠落しているかんがえです」と森下博士は、強調する。

つぎに、博士はボンパ血管の写真を示す（写真47）。

「……ボンパ血管の中にある小さな粒々がソマチッドです。中にところどころ、大きくなりつつある途中の大きさの球体も見られます。ここは液体がまだ通っていない。氣が通っているだけ。経絡というのは、氣が通るところです。この中にリンパ球ができるようになると、少しずつリンパ球が流れるようになる。リンパ球が赤血球になると、今度は血管が通る……という考えです」

7　ガン細胞は分裂しない、血球細胞が変化しただけ

●排毒し血球細胞に戻せば治る

さらに、医学批判は、ガン治療にもおよぶ。

「……ガン細胞は、分裂して増えるものではありません」「それは赤血球あるいはリンパ球が、寄り集まって『通常の体細胞が造られる代わりに』ガン細胞が造られたものです。その作業は、たぶん『末梢血管空間』の中で行なわれているのであろう、というのが森下理論であります」「そして、（異化作用で）歯車の回転を逆方向に変えていけば、身体からドンドン毒素が出ていく流れの中で、ガン細胞が赤血球とリンパ球に解体をしていく現象が起こる。これが、ガンの根治であります」

このくだりを知ったら、唖然呆然となる医師がほとんどでしょう。

ガン細胞は増殖しない。それは、赤血球やリンパ球が変化したもの……。

また、研究者たちは、頭をかきむしりたくなったはずです。

それは、医学部の授業で「ガン細胞は、分裂増殖する」と植え込まれたため、血球がガン細胞に変化する……という発想を、頭が受け付けないのです。

しかし、千島・森下学説は「細胞可逆説」ですから、血球細胞（万能細胞）と体細胞（ガン細胞）が相互に変化し合うのは、当然のことなのです。

千島博士も「ガン細胞は、病的になった血球が分化（変化）したもの」と断言しています。

●血液の浄化装置、患者の延命装置

森下博士によれば「ガンは体毒による血液の汚れ（汚血）から発症する」と断言しています。

これは、ゲルソン博士と同じ発想です。

「……ガンがなぜできるのか？　それは、血液浄化のためです。血液の汚れが進むと、最悪、敗血症を発症します。これは、血液が腐敗する病気です。発病したら1週間以内に死にます。それを回避するために、弱い臓器が犠牲になって、毒を集めて、血液を浄化するのです。だから、ガンが出来る第1の理由は、『血液の浄化装置』です。第2の理由は、『患者の延命装置』です。敗血症で数日で死ぬところを、数カ月、数年と生かしてくれる。ガンだって、ちゃんと存在理由があるのです。感謝すべきですね」

だから、まずはガンに深く感謝しなければならない。

しかし、現代医学は「ガンと闘う」という。馬鹿じゃなかろうか、とあきれる。

ここにも、無知の悲喜劇があります。

ガンができたのは、まず、血液浄化のためです。なら、ファスティング（断食）すれば、人体は消化吸収モードから、排毒排泄モードにシフトします。

つまり、デトックスがどんどん進む。もっとも、優先的に排毒されるのがガンである。

その正体は〝毒溜め〟なのですから……。

甲田光雄博士が実証した断食による病巣の自己融解が、まさにそれです。

こうして、断食による排毒の後には、自己浄化された、クリーンで理想的な身体が残ります。

だから、ヨガの奥義はこう断定しているのです。

――ファスティングは万病を治す妙法である――

8　ソマチッドは、心地よい波動に反応する

●周波数がソマチッドを活性化

神秘の微小生命体——ソマチッド。

その、興味深い実態が、次々に明らかになっています。日本で、ソマチッド研究の第一人者、福村一郎氏と増川いづみ氏の対談は、じつにエキサイティング……。

福村：心臓が正常に動くとか、肝臓が動くとか、身体の各器官に、それぞれタイプ、能力の違ったソマチッドが存在するのなら、それを活性化させるうまい方法はないか？

そこから始まって、ソマチッドは一定の周波数に反応するということが、わかってきた。

増川：「音でソマチッドが元気になる」と、アメリカでソマチッド研究をやっている方が言ってました。アメリカでも、密かに研究されているのです。

福村：ソマチッドは、それぞれ異なる働きをして、それぞれ、異なる周波数によってエネルギーを得ることが、わかってきた。それが、ソマチッドの活性・エネルギーを上げる1つの方法なのです。臓器周波数を、心臓なら心臓、肝臓なら肝臓と、各臓器に当てる。すると、そこのソマチッドが活性化する。この事実は、じっさいにアメリカで実験をして、はっきり判っている。

●固有周波数に反応し修復する

増川：身体の各器官にいるソマチッドの〝好きな〟周波数を当てる。すると、ものすごく活性化します。そして、その器官の歪みを整えるのです。

――これは、波動医学にソマチッドが関わっている重大事実である。

増川：音とソマチッドがものすごく密接な関係があることが、わかっています。

特定の周波数で、臓器の中にいるソマチッドが元気になる。修復能力が高まる。あまりに環境が悪いと、ソマチッドは働く気が出ない。しかし、ソマチッドの好きな、もともと、その臓器の固有周波数の正確な波動（振動）が当たると、ソマチッドはもとにもどって、活性し始めて、修復能力が高まるんです。結局は、音とソマチッドが相互に〝調律〟し合う。ソマチッドは、その調律を得ることで、もとのソマチッドの能力にもどる。すると、すごく活発に活動して、本来の肝臓の動き、心臓の動きが整ってくる。

最後は、結局、周波数にいっちゃったんです。

――固有波動↓ソマチッド活性化↓臓器修復↓病気治癒……という流れか？

●怒ってる人は嫌いで逃げ出す

増川：ソマチッドは、怒っている人とか、いつも、カッカしている人、いつも悲しみにくれている人の体は「嫌い」で逃げるんです。

それも、その人が出す「感情」という周波数なんですよね。楽しい気持ちでいると、その人の血液中のソマチッドは輝いている。ソマチッドも元気なときは、白く光っています。元気じゃない人のソマチッドは光ってない。いるけれど、黒く動いているけど、ピカッと光らない。楽しい気持ちでいる人、あるいは、すごくフレッシュな野菜から、たっぷり酵素をとっている人のソマチッドは、ピカピカッと光っている。すごく明るい周波数をもって、明るいオーラをもっていると、それがわかる。ソマチッドの体が感じるんです。

9　微小生命体は、超能力者で、超感覚能力を持つ

●嫌いだとサッサと逃げ出す

――ソマチッドは、宿主の感情や気分、健康状態までわかるんだ！

増川：微小生命体は、超能力者です。超感覚能力を備えていいます。ようするに感性がいい。つまらないことばかり考えている人は、暗くて脳から出る周波数が悪いわけです。そうすると、ソマチッドは殻をかぶってしまう。もう、この人のところにいたくない。そうして、尿とか排せつ物から出ちゃうんです。皮膚からも出ます。汗として出たり、逃げちゃう。

――ソマチッドに、嫌われちゃう（苦笑）。

増川：皮膚にもソマチッドはいるけれど、そういう気が悪い人や、皮膚表面がイオン化していない人だと、逃げて、すごく肌が荒れやすくなったり、アトピーになりやすくなる。ようするに抗体がないわけです。それは、皮膚表面の電子が乱れている。ソマチッドがいないか

らです。逃げちゃってる。つまり、アトピーがひどい人たちは、ソマチッドが活性化してないか、逃げてしまっている。

——アトピーの人は神経質な人が多い。笑わない。すると、ソマチッドが逃げていくのかな？

●乾布摩擦でお肌ピカピカ絶好調

増川：あと、皮膚の電位をとると、マイナス・イオンが少ない。プラス・イオンなんですね。いつも皮膚の状態がいい、皮膚のじょうぶな人は、電位が低いんです。
昔から乾布摩擦がいい、というのは、乾布で摩擦すると、マイナス・イオンが出るんです。そうすると皮膚が丈夫になる。すると、皮膚のソマチッドも元気でとどまってくれる。（乾布摩擦の）皮膚のバイブレーションで中にいるソマチッドも喜ぶ。昔の布はナイロンなどでなく、木綿だとか麻だから、もっといい。
福村：乾布摩擦が確かにいい、というのは、あちこちで聞かれるようになりましたね。
増川：「私は亀の子タワシで乾布摩擦をやっている」というおじさんに会いました。体がピカピカなんですよ！　すごく体調がいいんですって。血行がいい。内臓の調子がいい。やるとやらないじゃ全然ちがうそうです。70歳くらいのおじいちゃんですが、何もつけないのに、顔がピカピカ。びっくりしました。
福村：ようするに乾布摩擦などでどこか振動する。水は振動すると（電位は）マイナスになる。
増川：これも周波数なんです。

10　自然な水の音にソマチッドは大喜びする

●フローフォームのせせらぎ音

――ソマチッドは、自然なゆらぎリズムの心地好い音にも反応する。

増川：（水音の出る装置）フローフォームを5台置いた部屋で、実験をした。その部屋で寝てもらったのです。すると、あっというまに、ソマチッドが50倍くらいに増えた。寝ていて音が気持ちよかったのでしょう。本人は、快調、絶好調ですよ。

福村：泊めていただいて、5台、フローフォームを回して、そのまま寝た。すると、僕は、何年かぶりで、夜中に一回も起きなかった。

増川：家で実験をやったとき、貝化石を入れて、フローフォームを回して、取り出して位相顕微鏡ですぐに見ると、もうソマチッドがピョンピョンはねているんです。50倍になって、ピカピカに光っていた。びっくりしました。

水は回転しているとマイナス・イオンを生む。ソマチッドはマイナス・イオンを吸収している。それと、バイブレーションと動いているメビウス・エネルギーが好きだとわかりました。考えてみたら、私たちの体の中は、回転しているじゃないですか。メビウスだらけですよね。血管も、リンパ管も、神経だって、回っているし、全部クネクネしている。

――その体液の流れの、メビウス運動で、ソマチッドが活性化しているわけだ。

●メビウス回転のうねりの妙

増川：脂肪細胞でさえ、クネクネしているわけです。クルクル液体が回っているわけです。この生命現象――プロテックスという回転運動――は、体の中にいる微生物にとっても大事な要素です。そして、体中の体液（組織液）にとっても、とても大事な要素なんです。回転力がないと、生命循環は滞りなく行なわれない。これが、もし直線だったら、あちこちで生命現象が止まっちゃいます。回転力によって、どんどん、新しい細胞にかわり、新しい細胞がつくられていく。だから、メビウス運動は、とても大切な現象です。

――そういえば、メビウスは、ラセン状の渦の形ですね。

増川：植物を見ても、みんなどこかでメビウスが入っています。毛細管だって、真っ直ぐに上がっているようで、じっさいは、こういうふうに、細かく織りなして上がっている。よく見ると、内側の毛細管は、細かくうねっています。葉っぱもツタがいい例です。ツタは絡んで上がっていく。

けっきょく、波動と回転（うねり）が、生命を生かしているのです。

４次元エネルギーのラセン運動は、まさに生命運動そのものに変化していたのです。

第7章 「メタトロン」……未来を救う波動測定装置

——超高速コンピュータで「測定」「調整」即完了

1　勘と経験の診断から、コンピュータの超速診断へ

●生体波動の乱れを感知、特定する

波動医学の基本原理は、人体組織、器官、臓器の固有周波数にある。

個々の生体パーツは、固有振動数で生成し、活動し、治癒している。

さらに、組織を構成する細胞も、細胞を構成する物質も、分子も、さらに原子すら、固有波動で〝振動〟している。

それは当然である。存在そのものが波動であり、生命も波動であるからだ。

生命活動とは、まさに波動現象に他ならない。

個々の生命活動を担う組織、器官、臓器は、常に正常に生命活動を営んでいるわけではない。ときに疲弊、衰弱する。そのとき、パーツは、正常周波数からずれた異常波動（ノイズ）を発する。

心臓の不整脈などが、その典型だ。テンカン発作のときも脳波は激しく乱れる。

あるいは骨格筋肉のケイレン……などなど。

これらは、外的にもわかりやすい波動の乱れだ。

しかし、身体内部の各臓器の〝波動の乱れ〟はなかなか、わかりにくい。

東洋医学では、望診、触診、打診、脈診、鍼灸、気功、手かざしなどで、その〝異常〟を探っ

てきた。しかし、この診断方法は、施術者の能力、感性、主観などに大きく依存し左右される。

まさに、勘と経験が頼りの領域であった。

●ヒトが介在した初期の波動測定

勘と経験頼りでは、どうしても誤診や見逃しは避けられない。

そこで、近代から現代にかけて、登場してきたのが波動診断機器である。

つまり、病気の原因である生体異常波動を、人間センサーではなく、機械センサーで感知・測定するという試みだ。

これが、波動診断である。

次に、正常波動を病んだ部位に送り込み、共鳴効果で〝乱れ〟を調整する。

これが、波動治療である。

5章では、そのパイオニア・ワークの一端を紹介した。

そして、彼らのほとんどは、現代医学の主流からは、黙殺されてきた。

現代医学利権は、薬物療法に依存している。

波動療法は、その利権を根底から崩壊させるからだ。

もう1つの理由は、過渡期の波動診断装置は、ヒトを媒介センサーとして、患者と機械の間に介在させたことにある。オペレーターが患者から伸びる電極を握り、その異常を感知し、増幅して、測定装置に送る。

それは、生命波動の乱れが、極めて微細（サトル）エネルギーだからだ。

しかし、波動医学理論に無知な医者、研究者は、これを、コッケイなペテン装置と揶揄、嘲弄し、告発した。

また、ヒトが介在するため精度が１００％確実とはいえない側面も確かにあった。

そこで、登場してきたのが、最新コンピュータによる超速波動診断の装置である。

2　ロシア波動医学の結晶「メタトロン」誕生

●闇の支配から免れた波動研究

しかし、昨今の技術発展は、まさに日進月歩――。

とりわけ、センサー装置、コンピュータ機器の発達ぶりには、ただただ目を見張るばかりだ。

とくに、旧ソ連時代からロシアは波動医学研究の分野では、一歩先を進んでいた。

それは、長らく近代医学を支配し続けてきたロックフェラー財閥など医療マフィアの影響を、ほとんど受けてこなかったからだろう。東西冷戦構造は、ロシアに独自の医学研究の道を歩ませてきたのだ。フリーメイソンやイルミナティなど闇の支配とは無縁で、独自の波動医学研究を進めてきたのだ。

そのロシア波動医学の研究成果の結晶が、ここで紹介する「メタトロン」である（**写真48**）。

持ち運べるＢＯＸ（メタトロン本体）とヘッドに装着するメインセンサー、そしてノートパソ

写真48 ■最新鋭の波動測定・調整機器「メタトロン」の驚異

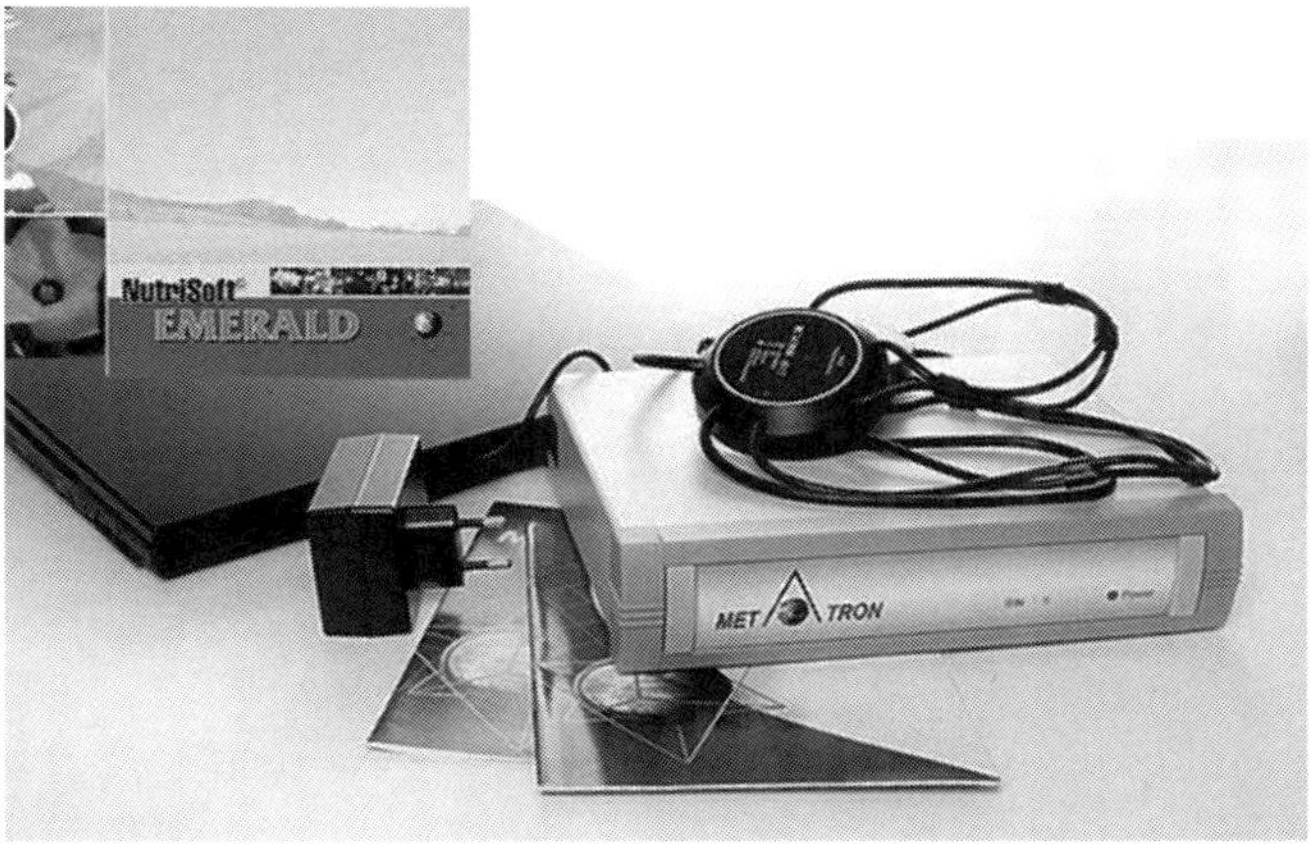

十二指腸 波動調整前後の結果事例

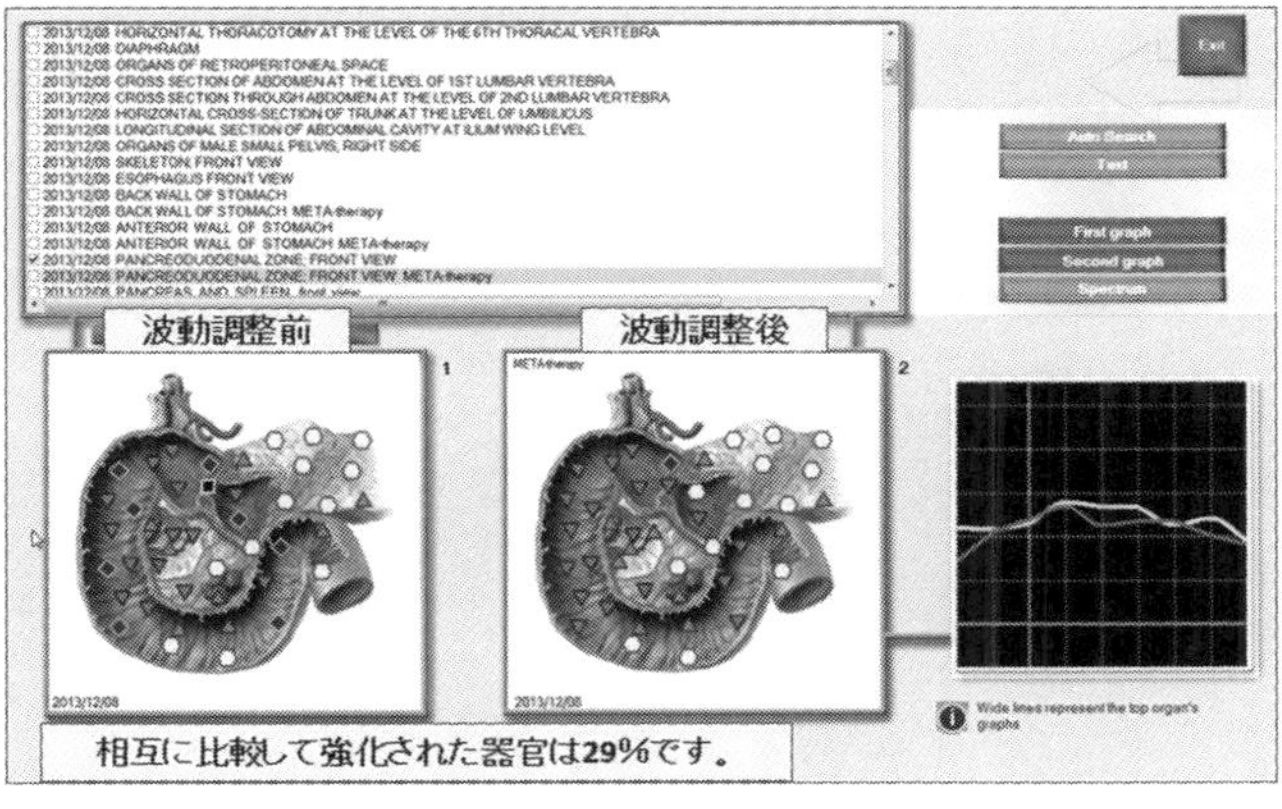

㈱すかい21、『商品パンフレット』より）

コンである。しかし、その能力たるや、ただ「凄い！」の一言につきる。

商品パンフには「メタトロンは、ロシアIPP社の最新生体エネルギー測定装置です」とある。

ちなみに価格は310万円（税別、パソコン別途、2018年9月現在）。

3　現代医学は沈むドロ船、「波動」「断食」にシフトせよ

●ロシアは波動医学のパイオニア

メタトロンはロシアが到達した波動医学の頂点である。

同国が国家の威信をかけて最新鋭の医学・科学の総力を結集し開発したものだ。

この装置を否定することは、同国の高度な医学知識、全般を否定することに等しい。

この画期的発明は、その波動理論に基づき、ロシア国内の医療現場で数多くの患者を診断・治療し、命を救っている。ロシアこそ波動医学のパイオニア国家だ。さらにメタトロンは同国から海外にも輸出され、すでに数十カ国で活用されている。

波動医学の巨大潮流（メガトレンド）の静かなうねりは、確実に、世界中に広がっているのだ。

しかし、わが国へは健康機器として輸入されているのみ。よって、法的にも制限が課せられている。つまり機能表現、使用方法にも規制がある。具体的には、薬事法上、この機器で〝診断〟は行えない。あくまで、〝診断〟以前の一次的、補助的役割を担うにとどまる。よって、同製品の販売業者は〝診断〟という言葉ではなく、〝観測〟という言葉を用いている。つまり〝診断〟

以前の——参考情報を得る——という位置付けである。また、ロシアなどの医療施設で積極的に行われているメタトロンによる治療も、日本国内では行えない。薬事法上、医療機器でなく、健康機器であるゆえの制限だ。

また、医師法上、医師以外の者が、この装置で健康面の情報を得ても、相談者に病名を告げるなどの「診断」行為は行えない。あくまで、健康情報として食生活改善などのアドバイスするのみにとどまる。

●医学の巨大潮流に乗り遅れるな

このように、メタトロンの驚異的機能が判るほどに、日本の現状はもどかしくなる。手かせ足かせ、とはまさにこのことである。私は、本書では、メタトロンの機能説明に、あえて「診断」「治療」という表現を用いている。これは日本国内ではなく、ロシアなど海外での、この波動装置の「真の実力」を正確に表現したものである。

日本の医学界は、これまで波動医学等の代替医療を一貫して黙殺してきた。

他方で、パイオニア国ロシアは、国力を挙げて超高性能の波動医療機器を見事に完成させた。

その彼我の大差は目がくらむほど大きい。

日本の医学界だけが、波動医学の趨勢から、取り返しのつかないほどに立ち遅れてしまった。

そして、世界各国の医学界は、先を争ってこの波動機器を導入している。

なぜなら、彼等の足許の、薬物療法一辺倒の現代医療は、音を立てて大崩壊しているからだ。

沈む巨大なドロ船――それが現代医学の姿である。

その末路は目に見えている。意固地に旧弊に固執し、既得権に執着する。

そんな、わが国の医学界の姿を見ると、胸が痛む。

それは、波動医学に止どまらない。古代ヨガがすでに「万病を治す」と喝破している断食療法（ファスティング）についても、日本医学界は目を背ける。

「波動」と「断食」は未来、新医学の二本柱である。

日本医学界は、虚心坦懐に、胸襟を開き、両理論を導入すべきであろう。

メタトロンへのシフトは、その第一歩の試金石といえる……。

4　5～20分で、臓器799カ所をサーチ

●全身スキャンで瞬時に読み取る

キャッチフレーズは「多彩な測定機能が、未病をキャッチ！」「5～20分間の測定で、健康管理情報を把握することができます」。

「たった、それだけで……！」

まず、だれもが「測定時間の短さ」に驚くはずだ。

では、どのように測定するのだろう。それは、付属のヘッド・ギアを頭にかぶるだけ。全身の臓器情報は、すべて脳に集中している。よって、脳から全身臓器の状況をキャッチし、読み取る

ことができる。
驚くのは、測定時間の短さだけではない。
「リサーチ臓器、器官は合計799カ所！」（商品パンフより）
では、具体的にどのようなメカニズムで測定するのだろう？
「……全身をスキャンして、各臓器や器官のエネルギーの状態を読み取り、結果を6段階に評価して、画面上に画像を表示します」（同）
臓器の状態は6段階の図形表示なので、まさに、内臓の健康状態が一目瞭然でわかる。
「……それにより、どの器官のエネルギー・レベルが落ちているか？　バランスが悪くなっているか？……などを、視覚的に見ることができます。結果に応じて、エネルギーを高める食材、効果的なアロマや、パワーストーン、フラワーエッセンス、ホメオパシーのレメディなどを提案します」（同）

●着衣のまま5〜20分、副作用ゼロ！

しかし、約800カ所もの臓器・器官を最長20分で走査する、とは驚きの一言。
「……この生体磁場バイオ・フィードバック技術を用いた『メタトロン』システムは、着衣のまま専用ヘッド・ギアを装着し、5〜20分間、くつろいでいる間に、全身のエネルギー状態を測定します」（同）
つまり、衣服は着たまま、ゆったり、椅子に腰掛けている。ただ、それだけ……。

痛くもなければ痒くもない。そして、副作用などいっさいなし。

ただただ驚嘆する測定装置というほかない。

全国の病院で行なわれている現代医学の検査・診断と比べて欲しい。

●CT、MRI……検査利権は崩壊する

もっとも簡単といわれる血液検査ですら、針で血管を指して採血する。

古くから行なわれてきたレントゲン撮影は、強い発ガン性X線を照射する。

これでは、ガンを治そうとしているのか？　作ろうとしているのか？　判らなくなる。

CTスキャン検査は、さらに恐ろしい。発ガンX線の被ばく量は、最低でもレントゲン撮影の300倍。画像精度を上げるとX線被ばく量はケタ外れとなる。日本のガン患者の少なくとも一割は、CT検査によるX線被ばくで発ガンしている、のだ（近藤誠医師）。

MRI（核磁気共鳴画像装置）も、強烈な電磁場照射により、人体の〝輪切り〟画像を得る。受信した人は「ゴンゴン……と凄まじい音が聞こえた」と不安を語る。

それだけ、強烈電磁波に被ばくしているわけで、副作用が心配だ。

むろん、これら検査をすべて否定する気はない。骨折などの外科治療や歯科治療など、必要不可欠であることも理解できる。しかし、マイナスの副作用は避けられない。

これに対して「メタトロン」は、患部からの微弱波動フィードバックを検知するのみ。だから痛みも副作用も、まったくない。

「メタトロン」が普及、浸透すれば、まずX線、CT、MRIなど……莫大な検査機器利権が大崩壊するはずだ。

5　各臓器の健康度を6段階チェック！　調整も可能

●呆気なく簡単で、驚くほど精細

この「メタトロン」を輸入している会社で、波動測定会が開かれた。

2016年12月19日、東京支社の会場に集まった参加者は、私の他、マネージャーの白鳥一彦、ワンダーアイズ、社長、大塚浩一氏、同女性スタッフ、リー・ウンジョンさんの計4名。応対、説明してくれるのは、同支社の男性スタッフ。中高年の温厚な雰囲気の方で、信頼が持てる。

迎えてくれた部屋の窓際には、「メタトロン」が3台、机に並んでいる。

今回、体験するのは、もっともシンプルな「メタトロン・エメラルド」。

まず、リー・ウンジョンさんが体験する。ヘッド・ギアをかぶり、椅子にくつろぐ。

「今からリサーチします」とスタッフ。慣れた手つきでパソコン画面を操作。それから、ほどなく「ハイ……終わりました」。

エ、もう……？　と思わず聞き返す。

5分かそこらしか時間はたっていないように思える。

「では、脳から見てみましょう」

脳の解剖図が映し出され、6段階で最高評価の図形で占めている。

「じつに、いいですねぇ！」

胃腸などの消化器系、肝臓、腎臓、膀胱……と、次々に臓器が映し出される。

極真空手をやっているリー・ウンジョンさんは、ほとんどどこも異常なし！

実に健康体であることが判った。

「私がやったら、悪いところだらけですよ」と彼も、呆れる。

次に大塚氏が体験。「最近は体調がいいんだ」というだけあって、良好な測定があいつぐ。

「ここはどうなの？」と彼が質問すると、スタッフは「さらにミクロレベルで組織、細胞まで〝深掘り〟して、観測できます」に一同感心する。

たとえば、鼻に吹き出物（メンチョ：毛嚢炎《もうのう》）ができているばあい。

画面は、鼻の解剖図から、毛嚢《もうのう》組織まで拡大され、黄色ブドウ球菌に感染している状態まで映しだす。

この場に、既成医学の関係者が居合わせたら、この光景に絶句するはずだ。

もはや、既成の医学の常識、手法はいっさい通用しない。ふっ飛んでしまう。

6　波動で測定し、波動で調整！　それは病院も救う！

●測定・調整を同時に！　夢の波動機器

さらに、「メタトロン」には、〝調整〟機能も備わっている。

「臓器の固有周波数のズレで観測するわけです。ですから、修正周波数を送って調整してやれば、臓器は正常にもどります」（スタッフ）

――つまり、診断もできるし、治療もできる。

「そのとおりです。しかし、医師免許がない場合は、できません」（同）

この点は、商品パンフも、注意を促している。

「……なお、この測定機器は、現在の医師法・薬事法で規定される医療機器ではありません。医師などによる病気の診断を代行するものではなく、診断や治療のためのデータも出しません」（商品パンフ）

これは健康アドバイザーなどが、食事や運動指導の下調べとしてもおおいに役立つだろう。

医師や病院が「メタトロン」を導入すれば、医療現場に革命が起きるはずだ。

まず、患者には、肉体的、精神的、経済的な負担はいっさいかからない。

椅子に座っているだけで、迅速かつ正確に内臓データが瞬時に得られる。病巣をピンポイントで特定できる。さらに、調整波動を送り込んでやれば、臓器は、その場で正常にもどる……！

つまり、本国ロシアなどでは診断・治療を同時にやってのける。

まさに、奇跡――ついに、夢の医療機器が現実のものとなったのだ。

新医学宣言では、このメタトロンの普及を目指している。

●病院経営にも革命をもたらす

「……身体に異常が起こると、臓器や器官の固有周波数が乱れ、ノイズを発生させます。『メタトロン』は、この波動を捕らえ、解析した結果を評価することができます。また、ほんのわずかな共鳴を与えることで、本来あるべき状態に回復させることが可能です。メタトロンは波動療法を取り入れた製品です」（商品パンフより）

「必ず病院経営に役立ちます」同社は、病院経営者にも、呼びかけている。

それは「他院との差別化」「患者とのコミュニケーション」「口コミ効果」「予防医学へ患者の啓蒙」「病院スタッフの稼働率アップ」「測定は安心・安全！」……などなど。

現代医学は、薬物療法に〝毒〟されてきた。

だから、医者たちは波動療法に対して、まったく無知だ。

それどころか、「そんなものは非科学だ！」と感情的に反発する医師も多い。

その病院は近いうちに必ず倒産するだろう。

日本でも、さきがけて導入した内海聡医師（内科医）は、語る。

「……こめかみから、低周波や脳波を拾い、全身の周波数の状態をチェックします。すべての臓器や骨格筋ごとの波動を測定することができます。これは、オカルトでも何でもなく、ロシアが国策で作り上げた医療機器です」（ブログより）

●患者も、医師も、国家も救う道

『医学不要論』（三五館）などで、現代医療を鋭く批判してきただけに、この最新機器導入も早かった。さすがである。

「……波動が乱れているところは、その場での治療ができ、（ホメオパシーの）レメディの処方もできます」

内海医師のクリニックは、有料体験診断を受け付けている。

「……最近は体質の診断や、将来の予防を目的に検査を希望する方が増えています。このメタトロンの面白いところは、現在の状態だけでなく、どんな食べ物が自分に相性が合っているか、どんな薬や、どんなホメオパシー・レメディが自分の体に合っているか、将来や近い未来に、どんな病気になりやすそうか……すべて、予測出来ることです」（同）

波動医学こそは、現代医学に代替するものだ。

「メタトロン」こそは、その代表的な医療機器だ。

それは、医学を詐欺と殺戮《さつりく》の道具から、慈愛と救済の手段へと、高めるものだ。

それは、患者を救うのみでなく、〝洗脳〟された医師たちを救い、そして、財政破綻の淵にある国家をも救うのである……。

エピローグ　「波動」と「断食」は、新医学の二本柱
――「バイブレーション」と「ファスティング」が人類の未来を救う！

●新医学の先駆、千島・森下学説

本書をまとめ終えて、私は確信する。

「波動」と「断食」は、新医学の二本柱である。

私たちは、これまで「新医学宣言」を広く訴えてきた。

そのルーツは、千島・森下学説に端を発する。

半世紀も前に世に出たこの斬新な学説こそ、まさに新医学の「宣言」そのものだ。

その理路整然たる論証と実証には、圧倒される。生物学と医学は、この論説によって、さらなる高みのステージに到達するはずであった。

しかし、なんたることか、この千島・森下学説は、非道な弾圧の憂き目に遭い、歴史の闇に封印されてしまった。

いったい、誰の手によって……？

それは、本書でもたびたび告発した、ロックフェラー財閥をはじめとする国際医療マフィアの悪意によって葬り去られたのだ。

しかし、50有余年の歳月を経て、真理は、まさに不死鳥のように蘇った。

幸い、同学説の一翼、森下敬一博士は、89歳にして意気軒昂。その学究意欲は衰えを知らず、ついに「経絡造血」発見という医学の高みへと、われわれを導いてくれる。

●断食（ファスティング）は万病を治す

そして、われわれ後進は、1つの結論に到達したのである。

それは、「波動」「断食」を2本の柱とする新医学への道程である。


――断食（ファスティング）は、万病を治す妙法である――


これこそが、ヨガの奥義である。妙法のメカニズムは、じつにシンプルである。

なぜなら「万病は体毒で生じる」からだ。これは、東洋医学の根本理論である。

これに対して西洋医学は、「病気の原因は？」と問われると、困惑しながら「……それは、判らない」と首を振る。日本全国に病院の建物はひしめき合っている。

その白亜の殿堂で、医者たちは、病気の原因すらわかっていない！

原因もわからない病気を、治せるわけがない。

赤子でもわかる。

なのに、患者はまるで羊の群れのごとく病院の門前におとなしく列をなす……。

「現代医学の神は〝死神〟であり、病院は〝死の教会〟である」（ロバート・メンデルソン博士）
この警句に、目覚めるときです。
現代医学の目的は「人を救う」ことではなく、「人を殺す」ことなのです。

●第1は根治療法（ファスティング）

東洋医学が喝破しているごとく、万病は体毒から生じます。

体毒は「食」と「心」から生まれます。つまり、代謝能力以上の食物を食べると、それは排泄しきれず、老廃物として身体に溜まります。これが、体毒の正体です。

もうひとつ。苦悩もアドレナリンなど毒性ホルモンを発生させます。これも体毒となるのです。

これら体毒は、細胞・器官・臓器に溜まり、汚し、弱らせます。

それが、病気の原因となるのです。

では、どうして断食が万病を治すのか？

「食事」（インプット）を断てば、体は「排毒」（アウトプット）に専念できます。

さらに、病巣は自己融解を起こし、悪い細胞は排泄させ、後に、新しい細胞・組織が再生します。だから、断食こそが、真の再生医療なのです。

こうして、体毒は排泄され、身体は理想的クリーンな状態になります。

すると、万病も消えていくのです。つまり、この自己浄化こそ、断食が万病を治すメカニズムです。そして、断食は、体質を根本から作り変えてくれます。

よって、ファスティング（断食・少食）は、新医学の中では、根治療法です。

新医学で第1に進められるべきは、ファスティング（断食）です。

新医学宣言では、ファスティングを簡単に体験できる「ワンデイファスティング」を推奨しています。

●第2は波動療法（バイブレーション）

これに対して、波動療法（バイブレーション）は対症療法です。

しかし、薬物療法による対症療法と違い、こちらは、診断、治療ともに極めて信頼性が高い。

「メタトロン」でおわかりのように、病んでいる組織、細胞、器官を瞬時に特定し、さらに、瞬時に修正波動の共鳴で、正常な周波数に導かれます。

よって、診断も治療も、即効性があります。

私は、この波動療法こそが、もっとも理想的な対症療法と確信するのです。

ただし、波動調整によって症状が消えたとしても、それは一時的なものです。

やはり、症状、病気の原因となった生活を改めなければ、また臓器の周波数は乱れ、同じ症状がぶりかえしてくるでしょう。

だから、波動療法は、あくまで対症療法であることを、きちんと理解すべきです。

理想的ステップは、波動診断で異常を感知したら、第1ステップは、波動療法で症状をしずめ、第2ステップの断食療法で、体質改善をして、根治をはかる……ということです。

「断食」（ファスティング）
「波動」（バイブレーション）

この新医学宣言の二本柱を育てていけば、確実に、地上から医療殺戮《さつりく》の惨劇は消え失せ、人類は、健康で、幸福で、長寿の人生を謳歌することができるはずです。

私は、それを深く確信しています……。

さあ――

今度は、あなたが目覚め、まわりの人々に語りかける番です。

２０１７年２月12日　奥武蔵、名栗渓谷の山荘にて

船瀬　俊介

「人工歯根」治療

〒106-0032　東京都港区六本木6-2-5　原ビル3F
西原研究所　西原克成（日本免疫病治療研究会　会長）
TEL.03-3479-1462
FAX.03-3479-1473
E-mail：nishihara-ken@a.email.ne.jp
HP：http://nishihara-world.net/

音響療法等に関する講座、音響機器の案内

〒604-8272　京都市中京区釜座通三条上る突抜町809番地
株式会社 杏林予防医学研究所　所長　山田豊文
TEL.075-252-0008
FAX.075-254-3332
E-mail：kpmi@kyorin-yobou.com
HP：https://kyorin-yobou.net/

音叉による心身の調整（コスミックチューンサウンドヒーリングスクール）

〒408-0044　山梨県北杜市小淵沢町7652
ユニヴァーサルバランス㈱　代表　増川いづみ　大久保和彦
TEL.0551-45-9731
FAX.0551-45-9701
E-mail：wave@lifetune.jp
HP：https://lifetune.jp

市民シンクタンク　THINKER

HP：http://www.thinker-japan.com/

■問い合わせ先一覧

新医学宣言　事務局
（メタトロン販売代理店／効目組）

〒212-0027　神奈川県川崎市幸区新塚越201 ルリエ新川崎701
TEL.070-5015-0086　担当／白鳥一彦
FAX.044-555-3042
Mail：kikime@health.essay.jp
HP：http://www.new-medicine.jp/

森下自然医学
〒113-0033　東京都文京区本郷1-7-3　唐木ビル3F
国際自然医学会　会長　森下敬一
TEL.03-3816-4752
HP：http://morishita-med.jp/

音響免疫療法
〒141-0031　東京都品川区西五反田2-31-4　KKビル3F
NGO国際音響免疫療法学会
TEL.03-5487-0555
FAX.03-5487-0505
HP：http://www.onkyo.site/

超音波歯科治療
〒104-0031　東京都中央区京橋1-1-9　千疋屋ビル8 F
八重洲歯科クリニック　院長　木村陽介
TEL.03-3242-3977（FAX共）

■主な参考文献

『クロス・カレント――電磁波複合被曝の恐怖』（ロバート・O・ベッカー著　船瀬俊介訳　新森書房）
『CROSS CURRENTS』（原書、Tacher Perisee 刊行）
『最新　ドイツ波動健康法』（ヴィンフリート・ジモン著　現代書林）
『新しい波動健康法』（ヴィンフリート・ジモン監修　野呂瀬民知雄著　現代書林）
『気の人間学』（矢山利彦著　ビジネス社）
『続　気の人間学』（矢山利彦著　ビジネス社）
『こうして医者は嘘をつく』（ロバート・メンデルソン著　弓場隆訳　三五館）
『医療大崩壊』（船瀬俊介著　共栄書房）
『ジョン・レノンを殺した凶気の調律A＝440Hz』（レオナルド・G・ホロウィッツ著　渡辺亜矢訳　徳間書店）
『ムーンマトリックス：ゲームプラン篇①』（デーヴィッド・アイク著　為清勝彦訳　ヒカルランド）
『STAP細胞の正体』（船瀬俊介著　森下敬一監修　花伝社）
『生まれてからでは遅すぎる』（森下敬一著　文理書院）

『眠れないほど面白い「秘密結社」の謎』（並木伸一郎著　三笠書房）
『水は知的生命体である』（増川いづみ他著　風雲舎）
『ソマチット――地球を再生する不死の生命体』（福村一郎著　ビオ・マガジン）
『原子転換というヒント』（久司道夫著　三五館）
『千島学説入門』（忰山紀一著　地湧社）
『人はなぜ治るのか』（アンドリュー・ワイル著　上野圭一訳　日本教文社）
『マインド・パワー』（ジョン・ディビッドソン著　梶野修平訳　たま出版）
『もしも、ＩＨ調理器を使っていたなら』（船瀬俊介著　三五館）
『真実《ホント》は損するオール電化住宅』（船瀬俊介著　三五館）
『世界を欺いた科学10大理論』（千代島雅著　徳間書店）
『大腸をきれいにすれば、病気にならない』（ノーマン・ウォーカー著　船瀬俊介監修　徳間書店）
『闇の支配者に握り潰された世界を救う技術』（ベンジャミン・フルフォード著　イースト・プレス）
『生命の急所脊髄に響く「音響免疫療法」』（西堀貞夫著　ＮＧＯ音響免疫療法、患者の会）
『心音療法って何？』（三角泰爾著　熊本出版文化会館）
『音響免疫療法』（西堀貞夫著　幻冬舎）
『可視総合光線療法』（黒田保次郎著　㈶光線研究所）

『ガンになったら読む10冊の本』（船瀬俊介著　花伝社）
『波動機器の歴史と現状』（２０１４年3月21日、未来からのツール展講演）
『大崩壊渦巻く［今ここ日本］で慧眼をもって生きる！』（増川いづみ・船瀬俊介著　ヒカルランド）
『「ＡＷＧ」は魔術か、医術か？』（俊成正樹著　五月書房）
『改訂版「ＡＷＧ」は、魔術か、医術か？』（俊成正樹著　五月書房）
『ウィズダムヒーリング』（オスカー綾塚著　ブイツーソリューション）
『ホリステックハーブ医学』（デビッド・ホフマン著　松永直子訳　フレグランスジャーナル社）
『それでもあなたは新型インフルエンザワクチンを打ちますか？』（由井寅子著　ホメオパシー出版）
『予防接種トンデモ論』（由井寅子著　ホメオパシー出版）
『森下自然医学の歩み――〈草創〉を枝折る』（国際自然医学会）
『ウォーター・サウンド・イメージ』（アレクサンダー・ラウターヴァッサー著　増川いづみ監訳・解説　ヒカルランド）
『究極の免疫力』（西原克成著　講談社インターナショナル）
『患者革命』（西原克成著　ＫＫロングセラーズ）
『歯はヒトの魂である』（西原克成著　青灯社）
『生命記憶を探る旅』（西原克成著　河出書房新社）

『この世の錯覚とカルマ解消法』（重川風天著　高木書房）
『驚異のハチソン効果』（横山信雄著　たま出版）
『人殺し医療』（ベンジャミン・フルフォード著　KKベストセラーズ）
『病院で殺される』（船瀬俊介著　三五館）
『森下自然医学』（国際自然医学会）
『病院に行かずに「治す」ガン療法』（船瀬俊介著　花伝社）
『できる男は金を呼ぶ！』（船瀬俊介著　主婦の友社）
『できる男のメンタルコンディショニング』（船瀬俊介著　主婦の友社）
『嘘だらけ現代世界』（ベンジャミン・フルフォード・宮城ジョージ・船瀬俊介著　ヒカルランド）
『ハイジャックされた地球を99％の人が知らない（上・下）』（デーヴィッド・アイク著　本田繁邦訳　ヒカルランド）
『真のユダヤ史』（ユースタス・マリンズ著　天童竺丸訳　成甲書房）
『風天のおもしろ話』（重川風天著　高木書房）
『99％の人が知らないこの世界の秘密』（内海聡著　イーストプレス）
『いのち自衛』（千島喜久男著　けんこう村）
『愛の時代へむけて――いまホメオパシーができること』（由井寅子著　新日本文芸協会）
『ロックフェラーに学ぶ悪の不老長寿』（船瀬俊介著　ビジネス社）

『よくわかる東洋医学　考根論』（田中保郎著　山中企画出版部）
『ショック！やっぱりあぶない電磁波』（船瀬俊介著　花伝社）
『ケータイで脳しゅよう』（船瀬俊介著　三五館）
『病気の8割は腸とミトコンドリアで治る！』（西原克成・田中保郎著　ヒカルランド）
『運命が変わる未来を変える』（五日市剛・矢山利彦著　ビジネス社）
『インフルエンザをばら撒く人々』（菊川征司著　徳間書店）
『暗号は解読された――般若心経』（岩根和郎著　献文舎）
『ガン食事療法全書』（マックス・ゲルソン著　今村光一訳　徳間書店）
『抗うつ薬の功罪』（ディビッド・ヒーリー著　谷垣暁美訳　みすず書房）

船瀬俊介（ふなせ・しゅんすけ）

1950年、福岡県生まれ。九大理学部を経て、早大文学部、社会学科卒業。日本消費者連盟スタッフとして活動の後、1985年、独立。以来、消費・環境問題を中心に執筆、評論、講演活動を行う。主なテーマは「医・食・住」から文明批評にまで及ぶ。近代の虚妄の根源すなわち近代主義（モダニズム）の正体は、帝国主義（インペリアリズム）であったと指摘。近代における医学・栄養学・農学・物理学・化学・建築学さらには哲学・歴史学・経済学まで、あらゆる学問が“狂育”として帝国主義に奉仕し、人類支配の“道具”として使われてきたと告発。近代以降の約200年を「闇の勢力」が支配し石炭・石油・ウランなどで栄えた「火の文明」と定義し、人類の生き残りと共生のために新たな「緑の文明」の創造を訴え続けている。有為の同志を募り月一度、「船瀬塾」主宰。未来創世の端緒として、「新医学宣言」を提唱、多くの人々の参加を呼びかけている。

主な著作に『買うな！使うな！身近に潜むアブナイもの PART 1』、『同 PART 2』、『医療大崩壊』（共栄書房）、『抗ガン剤で殺される』、『笑いの免疫学』、『抗ガン剤の悪夢』、『病院に行かずに「治す」ガン療法』、『アメリカ食は早死にする』、『ショック！やっぱりあぶない電磁波』、『原発マフィア』、『和食の底力』、『STAP細胞の正体』（花伝社）、『クスリは飲んではいけない!?』、『ガン検診は受けてはいけない!?』、『「長生き」したければ食べてはいけない!?』、『放射能汚染だまされてはいけない!?』（徳間書店）、『「五大検診」は病人狩りビジネス』（ヒカルランド）、『病院で殺される』、『3日食べなきゃ7割治る』、『やってみました！1日1食』（三五館）、『できる男は超少食』（主婦の友社）などがベストセラーに。

【船瀬俊介　HP】http://funase.net/（無料メールマガジン配信中！）
【新医学宣言HP】http://www.new-medicine.jp/（賛同者よ集え！）

未来を救う「波動医学」——瞬時に診断・治療し、痛みも副作用もない

2017年3月25日　初版第1刷発行
2025年1月25日　初版第9刷発行

著者 ——— 船瀬俊介
発行者 ——— 平田　勝
発行 ——— 共栄書房
〒101-0065　東京都千代田区西神田2-5-11 出版輸送ビル2F
電話　03-3234-6948
FAX　03-3239-8272
E-mail　master@kyoeishobo.net
URL　https://www.kyoeishobo.net
振替　00130-4-118277
装幀 ——— 生沼伸子
印刷・製本 ——— 中央精版印刷株式会社

ISBN978-4-7634-1076-4　C0047